アトゥール・ガワンデ

医師は最善を尽くしているか

医療現場の常識を変えた11のエピソード

原井宏明訳

みすず書房

BETTER

A Surgeon's Notes on Performance

by

Atul Gawande

First published by Metropolitan Books, New York, 2007

医師は最善を尽くしているか　目次

両親と妹へ——

序

数年前、医学部の最終学年のときに担当した患者が今でも心に残る。卒業前の最後のローテーションで、内科で実習していたときだった。三年目のシニアレジデントが三、四人の患者の担当を私に割り当てた。そのうちの一人が、皺だらけの七〇代、ポルトガル系の婦人だった。入院した理由は――おって医学用語を使って説明するが――体調が優れないせいだった。体中が痛み、いつもひどく疲れ、咳もあった。熱はない。脈と血圧は正常だった。しかし、血液検査では白血球が異常高値だった。胸部レントゲンは肺炎の疑いを示していた。そうかもしれないし、そうでないかもしれない。それで、主治医の内科医は彼女を入院させ、今は私が担当している。主治医の指示に従って、私は痰《たん》を採り、血液培養を行い、あるのかないのかはっきりしない肺炎に抗生物質を出した。それから毎日二回、診察をした。問診し、脈をとり、聴診し、検査データを確かめた。毎日、彼女はほぼ同じ調子だった。咳があった。熱はない。体調が優れないだけである。抗生物質はすでに出しているし、あとは待つだけだ。そのうちよくなるだろう、私はそう思った。

ある朝、七時の回診のとき、彼女は一晩中汗が出て、眠れなかったと訴えた。われわれは、バイタルサインをチェックした。発熱はやはりない。血圧は正常。脈拍は以前よりやや早い。しかし、それだけだった。「彼女から目を離さないように」とシニアレジデントは私に命じた。「もちろん」と答えた。でも、前日の朝からとくに何も変わっていないのに、と思った。私はお昼ごろ、昼食が終わったぐらいにまた診にくればいいだろうと自分につぶやいた。シニアレジデントは、しかし、回診のあと、午前中に二回も彼女を診にきていた。

それから今に至るまで、シニアレジデントのこの行為が私の心から離れない。小さな、わずかの気遣いである。回診中に彼女の何かが彼の懸念を呼んだのだ。最初、彼は私を使おうとした。回診時、彼の前にいたのは卒業後には外科に進むことが決まっていた最終学年の医学生だった。彼は私を信頼しただろうか？　いいえ、信じなかった。だから、彼は自分の目で確かめることにした。

片手間でできることでもない。彼女の病室は一四階にあった。朝の教育カンファレンスを行うカフェテリアなど他の午前中の業務を行う場所は全部一、二階にあった。エレベーターは遅いことで有名だった。シニアレジデントは文字通り病院を走り回らなければならなかった。彼には何かあれば呼び出せと看護師に命じるという選択肢もあった。他の医者ならそうしている。一年目のレジデントに診させるという手もあった。しかし、彼はそのどちらもしなかった。自分で診に行くことにしたのである。

最初に診に行ったとき、彼が目にしたのは三九度の発熱だった。鼻腔チューブから流す酸素の量を増やす必要があった。二回目に診に行ったとき、血圧が低下し、看護師は鼻腔チューブからマスクに変えていた。彼は彼女を集中治療室に移した。何が起きているのか私にわかったのは、すでに彼がすべての治療上の指示を終えたあとだった。抗生物質を別のものに変え、血管確保し、昇圧剤を流していた。耐性菌による劇症肺炎からくる敗血性ショックに対する治療だった。彼が午前中にチェックをしにきたから、彼女は生きながらえた。実際、治療後の経過は素晴らしかった。人工呼吸器も必要なかった。二四時間後には解熱し、三日後には自宅に帰っていった。

失敗は簡単、だがあたりまえのようなことを上手に行うためには何が必要なのだろう? 私が医学生、レジデントであったとき、私が目指していたことはうまくなることだった。しかし、シニアレジデントがその日に見せてくれた行為はうまさ以上のものだった。彼は肺炎がどのように進展するのかを理解し、正しく治療しただけでない。その瞬間、その場所で、その場にいるだれかを使って、今、目の前にいる患者に何をすればいいかを正しく把握していた。

ファインプレーについて語るとき、人は偉大なスポーツ選手を取り上げる。私のような外科医にとってもたしかにスポーツ選手から学ぶべきものがある。根気強さや厳しい鍛錬と練習、正確さの追求は偉大なスポーツ選手が体現しているものだろう。しかし、医療における成功は競技場で繰り広げられるものとは次元が違う。一つには命がかかっている。だから、われわれの決断や怠慢はモラルにかかわることである。さらにわれわれには患者の期待という重圧がかかっている。医療において、われわれの課題は病いと向き合い、すべての人が科学の可能な範囲でできるだけ長く、元気に生活できるようにすることである。そのために必要なステップは曖昧であることが普通である。習得すべき知識はあまりに多く、同時に不完全である。にもかかわらず、われわれは速やかにかつ迷わずに行動することが求められている。何百人という人々をさばかなくてはならないときでもそうである。検査室の技師や交代勤務の看護師、病棟への酸素供給を扱う作業員まで、すべてを動員して一人の患者のために尽くさなければならない。われわれは自分の仕事を人間的に、紳士的に、そして手厚く行うことも求められている。医療における技、すなわちパフォーマンスを面白く、同時に不安定なものにしているのは、医療に対する期待だけではない。複雑さもかかわっているのだ。

　最近、乳がんの患者を担当した。六四歳の元国語教師、ヴァージニア・マグブー婦人である。胸に小石のようなしこりがあるのに気づいて受診し、針生検でがんと診断された。直径二センチ程度の小さながんである。いくつかある治療法のなかから、彼女は乳房温存術を選んだ。私は、しこりの周りを広く切開し、いわゆるセンティネル〔見張り番〕リンパ節を生検し、がんがリンパ節まで転移していないかどうか調べるようにした。あとで放射線療法を行う予定だった。

　手術はとくに問題も危険もなく進むはずだった。それでも、手術チームはすべてのステップについて細心の注意を払った。手術の日、彼女を手術室に入れる前に、麻酔科医が手術を安全に行えるかどうかをダブルチェックした。麻酔科医はマグブー婦人の病歴と薬をチェックし、コンピューター上の検査データと心電図を確認した。手術前六時間は何も口にしていないことを確かめ、さらに患者の口を開けて歯や入れ歯など手術中に取れそうなものがないことを確認した。看護師は患者の腕にまいたネームバンドをチェックし、患者の取り違えがないことを確認した。薬のアレルギーをチェックし、患者の同意書の通りに手続きが進んでいることも確かめた。看護師はさらに目にコンタクトレンズが入っていないか、指輪などを身につけていないかをチェックした。これらは手術に入る前に取っておかなければならない。私は患者の胸のしこりを確認し、その上にマジックで印をつけた。反対側を間違えて切ったりしないためである。手術の前の早朝には、胸のしこりのそばに少量の放射性トレーサーを注射した。センティネルリンパ節生検に備えるためである。私は手持ちのガイガーカウンターを使い、トレーサーがどこに流れているか確かめ、そして、手術中にリンパ節を確実に見つけられるように、放射線が十分に強いことを確かめた。その間に、手術室では二人の看護師が術場を確認し、清潔かどうか、器具がそろっているかどうか確かめていた。外科器具のキットにはラベルが張ってあり、その色が茶色なら、滅菌が十分に行われていることを示す。看護師たちはラベルの色をひとつひとつ確かめていった。技師が検査機器をチェックし、調子の悪そうな機器を他と取り替えていた。すべてがチェックされ、そしてクロスチェックされた。マグブー婦人と手術チームは準備万端だった。

午後二時にはマグブー以外の担当患者の処置を終え、私もすぐに手術に入れる体制になった。そのとき、電話の呼び出し音が鳴った。

電話の主は「マグブーさんの手術は遅れる」と言う。手術室の責任者からだった。

「なぜ?」と尋ねた。

回復室が満室になっていた。そのため三つある手術室から患者を出すことができない、回復室から患者を出すまでは、手術室のすべての業務が停止状態だ、という。

オーケー、まあいいさ、時々起こることだ、待つだけのこと。しかし、午後四時になっても、マグブーはまだ手術室に入れなかった。手術室の責任者に電話し、どうなっているのか尋ねた。

回復室がまだ空かない、と聞かされた。しかし、実際は、救急外来から運び込まれた大動脈瘤破裂の患者がマグブーのために準備していた手術室に入ってしまったのだ。彼女は後回しにされてしまった。

手術室の責任者は他の手術室を開けられるようにするという。

手術室前の待機室でストレッチャーに横になっているマグブーに私は状況を説明し、謝った。そんなに長くはかからないと思う、と話した。彼女は哲学者のように「ケ・セラ・セラ、なるようになるのよ」と答えた。彼女は時間が早く過ぎるように眠ろうとしたが、何度も目を覚ましていた。目を覚ましても、何も進んでいなかった。

午後六時になり、私はもう一度、手術室に電話した。「手術室は空いたよ」と彼は答えた。「だけど、看護師がいないんだ」。午後五時以降は、四二ある手術室のうち、一七の手術室につけるだけの看護師しか待機していない。そして、午後六時現在で二三の手術が進行中だった。四つの手術室について看護師に超過勤務をしてもらっている、これ以上は無理だ、と言う。だから、他に患者を入れようがない。これが彼の答えだった。

じゃ、マグブーさんはどうするんだ？

「どうにもならないね」彼は答えた。七時になったら、九つの手術室の分の看護師しかいない、一一時になったら、五つの手術室で精一杯。そして待っている患者はマグブーだけじゃない。「彼女はキャンセルになるだろうね」と彼は言った。キャンセル？　どんな顔して彼女にキャンセルと言うのか？

私は手術室の管理室に直談判に行った。行ってみると私だけではなかった。一人の外科医が麻酔科医の確保の交渉をしていた。別の一人は手術室のマネージャーの耳元でがなりたてていた。だれもが手術室を必要としていて、そして数が足りなかった。ある患者は肺がんの手術が必要である。別の患者は首に腫瘍があり、生検が必要である。「私の患者は急ぐんだ」と一人の外科医が主張する。「私の患者はもう待てない」と別の外科医が言う。手術室のマネージャーは明日はどうか？　というがだれも納得しない。どの外科医も明日は明日で別の手術を予定していて、今日の患者が明日になるなら、明日の患者をキャンセルしなければならないからだ。そして、明日、同じような混乱が起きないという保証はあるのか？

私は私でマグブーの手術を主張した。彼女には乳がんがあり、摘出が必要である。できれば早いほうがいい。放射性トレーサーが八時間以上前に注射されているが、これは時間が経てば消えてしまう。手術室の空きがない、それだけの理由で彼女に再度、トレーサーを注射し、被曝を二倍にするのは契約違反だ、と私は主張した。

しかし、だれも何も契約などしていないのが本当だった。

＊

この本は医療におけるパフォーマンスについての本である。もし、あなたが医師であるならば、医師の仕事とは微妙な症例に正確な診断をつけたり、技術的な腕前を磨いたり、他の人にある程度わかりやすく説明したりすることだ、と思うだろう。しかし、この本を読み進むうちに、それは間違いだと気づくだろう。医療において、どんな職種でもそうだが、われわれはシステムや資源、状況、人々と取り組まなければならない。そして、自分自身の弱点も対象になる。ありとあらゆる想像を超える障害と向き合わなければならない。そうしながら、それでも、われわれは進歩し、改良し、改善しなければならない。われわれがどう取り組み、なにをするかが、この本で私が書こうとしたテーマである。

この本は三部構成になっており、それぞれが医療で成功するための三つの中核を扱っている。この三つは医療にかぎらず、リスクと責任を伴う仕事なら必要なことだろう。最初が、勤勉さである。細部に十分な注意を払って、エラーを避け、障害を乗り越えることである。勤勉さは容易で小さな美徳と思うかもしれない。注意を払えばいいだけだろう？　——しかし、勤勉さはそんなものではない。本のなかの三つのストーリーを読めばわかるように、勤勉さはパフォーマンスの中核であり、かつ、残忍なまでに難しい。一つ目は医師と看護師の手洗いを励行する努力についてである。次はイラクとアフガニスタンの戦傷者のケアについてである。最後は地球上からポリオを撲滅するための超人的な努力についてである。

二つ目のチャレンジが、正しく行うこと、である。医療は根本的に人間的な専門職である。したがって、医療は永遠に人間の欠点を免れない。貪欲や傲慢、不安、誤解のような欠点が医療にもつきまとう。第二部では、われわれ医師にとってもっとも不快な質問を扱う。医師はいくらもらうべきか、ミスを犯したときに患者にいくら払うべきか、について問う。四人の医師と一人の看護師の話を取り上げる。彼らは医療の倫理規定に反して、受刑者の死刑執行に協力している。さらに、いつまで病む患者のために戦いつづけなければならないのか、いつ病いとの戦いをやめるのか、について問いかける。

成功に必要な三つ目の要点が、工夫である。新しい考え方をすることだ。工夫はしばしば誤解されている。工夫とは優れた知能ではなく、態度である。それは失敗を進んで認識し、些細なミスでも糊塗せず、変えていこうとする意欲を必要とする。それは周到で強迫的とも言える失敗の振り返りと新しい解決の探索から生じる。このような態度は育てるのが難しい。しかし、不可能ではない。毎日の医療のなかで、工夫によって医療を変えた人々のストーリーを紹介しよう。たとえば、新生児の分娩をどうするか、不治の病である嚢胞性線維症《のうほうせいせんいしょう》とどう戦うか、である。もっと多くのわれわれがどのようにすれば同じようにできるか、について論じる。

改善は無限運動のようなものである。世界はカオスであり、混乱しており、悩みの種であり、医療もそうした現実から離れられない。医療のなかにいるわれわれ自身が人であることも問題をさらにややこしくしている。われわれは注意散漫であり、弱く、自分自身のとらわれに負けてしまう。それでもしかし、医師として生きるということは、科学と複雑に入り組んだ関係性のなかで、自分の人生を他人のそれとつなげていきながら生きていくということである。それは責任を伴う人生を生きるということだ。したがって、問題は責任を受け入れるかどうかではない。この仕事をするということが、責任を引き受けるということだ。問題は責任を受け入れたうえで、その仕事をどうやって上手にやるかである。

マグブー婦人は、窓がなく、物音ひとつしない、蛍光灯で明るく照らされた手術室前の待機室でさらに二時間、空腹と不安に横になったまま耐えていた。

時計の針がチクタク進む。時々、医療のなかにいると、まるで自分が巨大な城のなかにいつの間にか入り込んでいて、複雑な機械の気まぐれで歯車に巻き込まれてしまう、そんな錯覚に囚われる。他人を忖度しケアしたいという人の気持ち、人によりよいサービスを提供したいという努力が、医療をよくするだろうという考え方は絶望的なほどナイーブである。工夫はそのどちらでもない。

マグブー婦人は、今晩手術をうけられるのかしら？　と私に尋ねた。「可能性は……」私は答えた、

「だんだん小さくなってきている」。しかし、私はとても彼女を家に帰らせる気にはならなかった。それで、まだしばらく私の指示に従って欲しいと話した。そして、午後八時ごろに私の携帯にメールが着信した。「患者さんを手術室二九に入れて下さい」と書いてあった。二人の看護師が、手術室の状況を知って、超過勤務をすることを自分から申し出てくれたのだ。私が話しかけたら、一人は「いいのよ、別に家に帰ってもすることがなかったからよ」と答えてくれた。努力を続けていれば、時には努力しようという意欲のある人を他にも見つけることがあるのだ。

メールを受け取って一一分後に、マグブー婦人は手術台の上にいた。鎮静剤が腕に注射された。皮膚は消毒されて、体に手術用シーツがかけられた。乳がんは簡単に摘出できた。リンパ節には転移がなかった。手術はそれで終わりだった。切除した場所を処置している間に、彼女は静かに目覚めてきた。頭上にある無影灯を彼女が見つめているのがわかった。

「この灯りはまるで貝殻のようね」彼女はつぶやいた。

第1部

勤勉さ

手洗い

ありふれた一二月のある日、私は感染症専門家のデボラ・ヨコエと微生物学者のスーザン・マリノと三人で病院内の各所を回った。二人は病院の感染症管理部門に配属されている。この部門の仕事は病院における感染症の蔓延を防ぐことである。ヨコエとマリノの二人の常勤と、他に三人が配属されている。この仕事は地味だし、二人にも派手さはない。ヨコエは四五歳、優しい声をして、笑うとえくぼができる。仕事中はスニーカーを履いている。マリノは五〇代だが、年齢よりも若く見える。二人はインフルエンザの流行やレジオネラ病、致死性細菌性髄膜炎などと闘っている。ほんの二、三カ月前には、クロイツフェルトヤコブ病が疑われる事例も扱った。最近、患者の脳生検の結果が出たばかりである。この病気は病院にとってまさに悪夢である。なぜなら、治療法がなく、致死的であるというばかりでなく、通常の加熱殺菌法では、病原体〔プリオンと呼ばれる特殊なタンパク質で、生物ではない〕を壊せないからである。脳生検の結果が出る前に、神経外科医が使った脳生検の器具を介して病原体が他の患者に移る可能性があった。しかし、感染症管理部門のスタッフは、その器具が他の患者に使われる前に、どこに行ったかを突き止め、化学薬品で消毒することができた。ヨコエとマリノは麻疹やペスト、野兎病（きわめて強い感染力のために、生物兵器としての使用も懸念されている）などを見つけだし、対処してきた。一度、冷凍イチゴのなかにA型肝炎のウイルスが紛れ込んでいたことを発見したことがある。米国では知り合いを呼んでアイスクリームを食べるパーティーがあるのだが、そこで冷凍イチゴがよく使われる。米国全土で冷凍イチゴの回収、破棄される事態に発展した。二人によれば、最近あった大きな事例は、ロタウイルスやノロウイルス、緑膿菌、超耐性クレブシエラ、そして耐性ブドウ球菌や糞便レンサ球菌である。最後の二つは現代の病院にとっては院内各所に潜む呪いのような存在である。この菌はしばしば肺炎や創部感染、敗血症を引き起こす。

米国疾病予防管理センターによれば[1]、院内感染が一年に二百万件起こっている。そのうち九万件は死につながる。感染症管理部門の職員の立場からすれば、一番頭が痛いのは、いろんな感染症が起ることでも、患者やスタッフのパニックでもない。「あなたのような病院スタッフに感染症予防のための決まりごとを守らせるのが一番大変なの」とヨコエは言う。手洗いのことである。

感染症管理部門はやれることをほぼやり尽くしている。私が患者を入れる外科病棟のフロアを歩きながら、ヨコエとマリノはここもそう、あそこもと教えてくれる。そこかしこに感染症の恐ろしさを警告するサインがあり、手洗い場の場所を変え、新規に設置もしている。自動で動く手洗い装置も設置している。五千ドルもする「プレコーション・カート」〔標準予防策カート〕も購入している。手袋やガウン、消毒薬など感染症予防に必要なすべての材料が一台のワゴンのなかに美しく合理的に収納されている。「プレコーション」を一番よく守った部門には映画のチケットのご褒美が待っている。院内衛生管理報告も定期的に発行されている。しかし、これだけやっても、まだ足りない。われわれの病院でも、他の病院からの報告と同じように、スタッフの手洗いの頻度は理想から見れば三分の一から二分の一にとどまる。鼻水が出ている患者と握手をしたあと、傷口を覆うガーゼを交換したあと、汗だらけの胸に聴診器を当てたあと、そんなとき、たいていの医者や看護師は白衣の裾に手をこすりつけ、それでおしまいである。そのままの手で次の患者を診察し、カルテを書き、昼飯をかき込む。

医師としては残念なことだが、これは目新しいことではない。一八四七年、ウィーン在住の弱冠二八歳の産科医、イグナーツ・センメルヴェイス(2)が産褥熱の原因は医師自身の手洗い不足にあることを証明した。医師ならだれでも知っている有名な話である。感染症の原因は病原体にあることがわかり、抗生物質が発見される前までは、産褥熱は妊婦の死因のトップだった。産褥熱は細菌感染症であり、溶連菌が原因のトップである。溶連菌は急性咽頭炎の原因でもある。産後に、この菌が膣から子宮に入り込むことによって産褥熱が起こる。センメルヴェイスが働いていた病院では、毎年三千人のお産があり、そのうち六百人以上がこの病気のために亡くなっていた。お産で二割が死ぬと聞けばだれでも怖くなるだろう。一方、当時、自宅でのお産では一パーセントしか亡くならなかったのである。センメルヴェイスはこの差の原因は、医師自身が菌を患者から患者に運んでいるからだと結論した。彼は自分が働く病棟では、医師も看護師も一人の患者の処置が終わるごとに爪の間までブラシと塩素でこすり洗いするようにさせた。病棟での産褥熱による死亡は一パーセント以下になった。これだけでも動かしがたい証拠のように見える。しかし、それでも医師の習慣は変わらなかった。同僚の産科医の中には、センメルヴェイスの主張を批判するものもいた。医師が菌を運んで患者を殺しているという考え自体が受け入れられなかったのである。センメルヴェイスは結局、賞賛を受けるどころか、病院での職を追われることになった。

センメルヴェイスの話は医師にとっては、医師自身の頑迷さ、盲目性を警告してくれる一番よい例である。ただし、この話はそれほど単純ではない。一九世紀の医師にとって、産褥熱の原因と考えられるものは一つだけではなかった。どれもそれぞれもっともらしく見えていたのである。たとえば、瘴気〔発熱性の病気の原因と考えられる悪い空気〕が院内に立ちこめることが原因であると当時は広く信じられていた。センメルヴェイスは自論を動物実験で証明することや、論文に書くことを拒んだ。なぜ拒んだかは今も謎である。他人が証明を要求すると、センメルヴェイスは侮辱された、中傷されたとして、激しく相手を個人攻撃したのである。

ウィーン大学のある産科医が、センメルヴェイスの理論について質問状を送った。彼の返事は「拝啓、教授殿。あなたは虐殺者の一味です……」から始まる。ヴュルツブルクに住む医師に対しては、「ホフラート殿、もしあなたがご自分の学生に対して「私の理論に反して」今までのやり方を教えつづけるならば、神と天の前にあなたこそ殺人者であることを宣告しなければなりません。「産褥熱の歴史」はいずれ、あなたが医学上の暴君ネロであることを証明するでしょう」。センメルヴェイスの部下自身も結局、彼に逆らうようになった。ウィーンでの職を追われ、ペストの町に移っても、彼は手洗い場の側で待ち構え、スタッフが手洗いを怠るたびに、厳しく叱りつけた。スタッフは次第にわざとセンメルヴェイスの指示を無視したり、サボったりするようになった。センメルヴェイスはたしかに天才だったが、同時に狂信者でもあり、そのため、彼は落ちた天才となった。センメルヴェイスの主張を医学の主流が受け入れるためには、さらに二〇年が必要だった。ジョセフ・リスターが外科手術における滅菌の重要性について、明確で説得力があり、かつ医師を傷つけない形での論文を権威ある国際的医学雑誌である「ランセット」に発表したときである。

医原性の疫病の発見から一四〇年がたった今も、この病気はある。そしてそれを止めるために必要なものはセンメルヴェイスのような狂信だろうか？　ヨコエとマリノが戦っている相手のことを思い浮かべて欲しい。ヒトの皮膚のすべてに細菌が潜んでいる。手のひらには一センチ平方あたり五千から五百万個（培養時のコロニー数）の細菌が住んでいる。髪の毛や脇の下、股の間にはもっと密集している。そして、皮膚の深いしわの奥には、常在細菌叢の一〇—二〇パーセントが住み着いており、この場所から菌を取り除いたり、殺菌したりすることはこすり洗いでも不可能である。最悪の場所は爪の間である。米国疾病予防管理センターによれば、病院のスタッフの爪の先は五ミリ以下にしなければならず、つけ爪は禁止である。

通常の石けんでもていねいに洗えば、感染症をそこそこ防げる。表面活性作用によってほこりやあかが取り除かれる。しかし、一五秒間洗ったとしても、菌の数はひと桁減る程度である。通常の石けんでは不十分であることをセンメルヴェイスは知っていて、だからこそ塩素水を感染症予防に使うようにした。今日の殺菌性石けんは菌の細胞膜と蛋白を破壊する塩化ヘキシジンのような薬品を含んでいる。このような石けんを使ったとしても、正しい手洗いを行うためには、厳密なやり方に従わなければならない。最初に、時計や指輪などの装飾品を取り外さなければならない。これらは細菌の住処として悪名高い。次に蛇口からのお湯で手を濡らす。石けんを出し、前腕の三分の一を含む手の皮膚全体につけ、一五秒から三〇秒間（石けんによって異なる）洗いつづけなければならない。そして、すすぎを三〇秒間続ける。綺麗な使い捨てタオルで完全に乾かす。最後に、使い捨てタオルを使って蛇口を閉める。患者に触れるたびにこれを繰り返す。

だれもこの通りにはやっていない。事実上不可能だ。朝の回診では、一人のレジデントが一時間あたり二〇人の患者を診て回る。集中治療室の看護師も同じくらいの密度で患者と接しており、そのたびに手洗いが必要である。手洗い一回に要する時間をなんとか一分以内に納めたとしても、それでも労働時間の三分の一は手洗いに使っていることになる。そして、何度も手を洗えば、皮膚が荒れ、結果的に皮膚炎を引き起こし、それがさらに細菌の数を増やす。

石けんよりも刺激性が少ないものとして、アルコールスプレーやジェルがある。ヨーロッパで使われはじめた。いくつかの理由から米国で使うようになったのは二〇年遅れて、ようやく最近のことである。アルコールは時間がかからない。ゼリーをつけてこすり、空気で自然乾燥させるまで一五秒間です む。スプレーやジェルはベッドサイドに置くことができ、手洗い場まで行かなくていい。五〇―九五パーセントのアルコールは石けんよりも殺菌力が強い。（面白いことに、一〇〇パーセントアルコールは殺菌力が弱い。菌のタンパク質を破壊するためには水が必要なのである。）

それでも、病院のスタッフが六〇パーセントのアルコールジェルを使うようになるまでには一年かかった。最初は、有毒ガスが発生するのが怖い、というスタッフの意見で却下された（杞憂だった）。次は、石けんよりも皮膚に刺激性があるという意見で却下された。エビデンスを示してもダメだった。やむをえず、アロエ入りのアルコールジェルを導入することにした。すると、アロエの臭いが鼻につくと苦情が出た。仕方がないのでアロエ抜きのジェルに替えた。今度は、アルコールは不妊の原因になるという噂が拡がり、看護師が使用を拒むようになった。感染症管理部門がアルコールは体には吸収されないことを広報し、不妊治療の専門医がアルコールジェルを実際に使って見せたことで、ようやく噂は下火になった。

みんながジェルを使うようになってから、手指衛生を正しく守る人の割合が目に見えて増えた。四〇パーセント台から七〇パーセントになったのである。しかし、困ったことに、院内感染の発生率は微動だにしなかった。七〇パーセントでは不十分だったのである。三割のスタッフが手洗いしなければ、それだけで感染症が広まるチャンスは十分にある。実際に、耐性ブドウ球菌と腸球菌の割合は増えつづけた。ヨコエの手元には毎日、検査部門から見つかった菌の報告が上がってくる。しばらく前に私も見せてもらったとき、七百人の入院患者のうち、六三人にMRSA（メチシリン耐性黄色ブドウ球菌）があり、他の二二人にVRE（バンコマイシン耐性腸球菌）が見つかっていた。残念ながら、米国の病院にありがちな数字である。

超耐性菌による感染症の増加は世界中どこでもあたりまえのことになっている。最初のVREのアウトブレーク〔感染症の集団発生〕は、一九八八年、イギリスの腎臓透析施設で起こった。一九九〇年、バクテリアは海を超えて広がり、米国のICUに入院中の患者千人のうち四人がVREに感染した。一九九三年、ICUの患者の二三パーセントが感染した。二〇〇三年、SARSウイルス（重症急性呼吸器症候群）が中国で出現したとき、二週間のうちに、二四の国と地域に住む約一万人に広がり、そのうち一割が亡くなった。ウイルスの主な運び屋は医療従事者の手だった。もし、もっと危険な微生物が出現したとしたら（もし、というより、いずれは、だが）どうなるのだろう？　鳥インフルエンザやもっと致死的な新型ウイルスが出現したら？　「そりゃ、大惨事になるわね」ヨコエは答えた。

センメルヴェイスのように強迫的手洗いをする以外には、何も手立てがないように思える。ヨコエとマリノたちは病院内で抜き打ち検査をすることにした。外科集中治療室で、どんなことをしているかを私に見せてくれた。予告なしに病棟や病室にいきなり入りこむ。液体がこぼれた跡や汚れたままになっているトイレ、水漏れしている蛇口、空になったままのジェル容器、使用済み注射針で満杯になったままの医療廃棄物ボックス、手袋やガウンの不足などをチェックしていく。患者の創傷処置やカテーテルを交換するときに看護師が手袋をしているかどうかもチェックする。これが感染症の入り口になるのである。もちろん、患者に触れる前に手を洗っているかどうかもチェックする。必要があれば、スタッフを叱りつけることも厭わないヨコエやマリノたちだが、できるだけ、紳士・淑女のようにふるまおうとしている。（「ジェルや手洗いのこと、忘れてませんよね？」が合い言葉である。）病棟スタッフも二人のことをよく知っている。私の目の前で、手袋をつけガウンを羽織った看護師が病室を出てすぐに患者のカルテを広げた。カルテは不潔な手で触れてはいけないことになっている。マリノはすぐにその看護師を呼び止めた。「私は病室で何にも触れてないんです！　私の手は汚れてません！」その看護師は思わず口走った。

ヨコエとマリノは自分たちの仕事のこんな場面が大嫌いだ。二人は「感染症警察官」などにはなりたくない。医師として警察業は面白くないし、効果も薄いとわかっている。一二個の病棟があり、病棟ごとに病室が四つある。センメルヴェイスの真似をして、担当病棟のたった一つの手洗いシンクのそばでスタッフを睨みつけるのはうんざりする。そんなことをすれば、センメルヴェイスの場合と同じようにスタッフの反乱が起きるだろう。しかし、他にどんな手があるのだろうか？　感染症予防の分野で権威のある二つの医学雑誌、「院内感染」と「感染制御と病院疫学」のバックナンバーを開いてみた。どの論文も感染を拡げる可能性のある医療スタッフの習慣を変えることに失敗したという報告ばかりだった。石けんや手指リンスのような、医療スタッフのだれでも簡単にできるやり方で、手の皮膚を数時間清潔に保つことができる方法をだれかが発明してくれることをみんなが待ち望んでいる。しかし、いまだに見つかっていない。ある学会リーダーは「もうこうなったら、医療スタッフが患者に触ることを一切禁じよう。そうすれば手洗いも不要になる」と今の状況を茶化した。それぐらい事態は悪化しているのである。

人はみな簡単な解決法を欲しがる。シンプルな工夫で問題霧消。しかし、人が生きていて、そんな解決法に出会うことは滅多にない。うまくいくためには、全員が一致し、手を抜いたり、ポカをしたりをせずに、何百段階もの細かなステップをひとつひとつ正しくこなしていくことが必要だ。人々は医師の仕事を孤独で知的な作業だと思っている。しかし本当のところ、医学を正しく行うことは、頭を使って難しい診断をつけるようなことではなく、スタッフ全員にくまなく両手を洗わせるようなことなのだ。

手術室の歴史を思い起こすと、センメルヴェイス後とリスター後の間で大きく変わったことに驚く。リスター後の手術室では、手洗い遵守率九〇パーセントで満足するものは一人もいない。医師や看護師のたった一人でも、手を洗わずに手術台の側に立ったことを知ったならば、スタッフ全員が不安におののくだろうし、数日後に患者が感染症を起こしたとしても驚かないだろう。リスター後、医療は予想を超えた先に進んでいる。滅菌した手袋とガウンを使い、口をマスクで覆い、頭には手術用キャップを被る。患者の皮膚には消毒薬を塗り、滅菌シーツをかぶせる。手術器具はオートクレーブ（高圧蒸気滅菌器）に通す。熱に耐えられないものは化学薬品で滅菌する。手術室の構造から器具まであらゆるものが滅菌のために昔と変わってしまった。ものだけではたりずに、とうとう「外回り看護師」という役職もつくってしまった。外回り看護師のメインの仕事は術場のスタッフを無菌状態に保つことだけである。手術室である器具が急に必要になったとき、そのたびに手術中のスタッフの一人が手術着を脱いで、棚からも器具を取り出し、それを持って戻ってくるときには再度、手洗いと消毒をするというのでは大変である。それで外回り看護師という職種が発明された。不足しているガーゼや手術器具を倉庫から持ってきたり、電話に受け答えしたり、書類の記入をしたり、必要が生じれば応援を呼んできたりすることが仕事である。外回り看護師が手術室を出入りするのは、手術が円滑に進むようにするためだけではない。患者に感染症を起こさないためである。彼らのおかげで、どんな手術であっても、無菌状態保持を最優先にして進めることできる。

　院内感染の蔓延の予防は、教育の問題ではない。ノウハウが問題なのでもない。コンプライアンス〔規則遵守〕が問題なのである。ノウハウを各人が正しく実行しないことが問題なのだ。コンプライアンスを維持することは容易ではない。手術室のなかで、感染予防のための念入りな手順が当然のことになってから、一四〇年もたつ。しかし、手術室の二重ドアを一歩外に出ると、その同じノウハウはまったく広まっていない。手術室のスタッフのなかでもっとも注意深く、感染予防を完璧に行う人が、病棟ではいい加減さの固まりであったりする。不思議という他ない。そういう私自身も例外ではない。普段は、手術室の内でも外でも、同じように念入りに手を洗うように心がけている。まあ、だいたいよくやっている方だと思う。自分ではそう思ってやっている。しかし、たまに横着をしてしまう。実は一日に一回はしている。患者の病室に立ち寄り、予定された手術について患者にどう説明したらいいかを考え、また、病床で不安げに立っている家族について考え、レジデントがさっき私に話した駄洒落について考える。そして、気がついたら、手にジェルをすり込むのを忘れている。周りにこれでもか、というぐらいにぶら下げられている手洗い励行ポスターは目に入らない。ちゃんと手洗いのことがわかっているときの方が多いのだが、私がジェルのところに行く前に、患者が挨拶のために手を前に差し出して、握手しようとしたりすると、つい、ここで手を引っ込めるのは失礼に当たると考えてしまう。こんなふうに考えるときもある。呆けていたのか？　いや、時間がなかっただけだ、すぐに仕事に取りかからないといけないし、そもそも、今回だけ手洗いをサボったからといって何か大事でも起こるわけない、と言い訳を考えてしまう。

　アルミニウム関連の大企業であるアルコアのCEOから、ジョージ・ブッシュ政権時の米国財務省長官に転じたポール・オニールは、退任後、請われてペンシルバニア州ピッツバーグ市の地域健康推進事業を指揮することになった。彼は院内感染問題の解消を最重要課題の一つに取り上げた。手始めにオニールがしたことは、若手の工業エンジニアであるピーター・ペリアをピッツバーグ在郷軍人病院の一つの外科病棟に送り込むことだった。病床数は四〇である。その病棟で働いていた医師によれば、顔を合わせたとき、ピーターは「なぜ、手を洗わないのか？」とは言わない。そうではなく、「手を洗えないのは、なぜだい?」と言う。スタッフのなかでもっとも多い答えは「暇がない」だった。これに対して、ピーターはエンジニアらしい解決をする。スタッフの暇を作るようにする。トヨタ方式でいうジャストインタイム方式を病棟に持ち込んだ。必要なときに必要なものが手元にあるように、ガウンや手袋、さらにガーゼやテープなどさまざまな小物までベッドサイドに常備するようにした。スタッフは棚まで取りに戻る必要がない。聴診器も病原菌を拡げる原因として悪名高い。その全部を消毒する代わりに、病室ごとに専用の聴診器を壁にかけるようにした。感染拡大の可能性を減らし、清潔維持を容易にする、単純で細かな工夫を無数に行った。感染症が患者にあるかどうかにかかわらず、病室すべてが手術室であるかのようにしたわけである。さらに、入院時に、すべての患者の鼻腔粘膜からサンプルを採取し、病原菌があるかどうかを検査するようにした。こうすれば、最初からどの患者が耐性菌を持っているかをスタッフが事前に把握することができる。ベトナム戦争時に「索敵と殲滅」という言葉があったが、それと同じように、耐性菌を広まる前に叩くこともできるわけである。院内感染による死亡原因のなかで、もっとも多いMRSA感染の発生率は、約九〇パーセント減少した。一カ月に四―六件発生していたのが、一年間で同じぐらいの件数にまで下がったのである。

しかし、勧めや励ましをいろいろ行ったが、二年経っても、同じやり方はその病院のなかの別の一病棟に広まっただけだった。他の病棟にはピーター・ペリアがいない。そして、ピーターが別のプロジェクトのために配置換えになったあと、件の外科病棟での感染率も元に戻っていった。進歩のなさに業を煮やして、オニールも健康推進事業から降りてしまった。根本的なところは何も変わらなかったのである。

けれども、やれば変えることができる、という考えまでは絶えなかった。このプロジェクトで、ピーター・ペリアを助けた外科医のジョン・ロイドもどうすれば根本的な解決が得られるだろうと考えていた。あるとき、ベトナムでの子どもの栄養失調を援助するプログラムについて書かれた論文を見つけた。[3] 論文の内容はロイドにとってはピッツバーグの病院の参考になるようなものだった。タフト大学の栄養士であるジェリー・スターニンと彼の妻であるモニクが行った飢餓防止プログラムは、栄養失調の子どもたちが住む村に外から解決法を持ち込むこと自体を諦めていた。外から持ち込むやり方はやってもやっても失敗に終わっていたのである。飢えた子どもたちに効果的な栄養を与えるにはどうしたらいいか、栄養価の高い食物はどうすれば手に入るか、のような栄養失調を解決するノウハウは以前からよく知られている。しかし、外部の者がああしろ、こうしろと言っただけでは、子どもたちへの食べさせ方のような基本的なことを村の親たちは変える気にはならない。スターニンたちは、解決を内部から見つけるように、方向を変えた。貧しい村の人々を集めて、どの親の子どもが一番、栄養が行き届いているかを教えてもらうようにしたのである。スターニンはそのような親を正常からの「ポジティブな逸脱」と呼んだ。そして、村人たちは、その子どもの母親の家を訪ねて、どのような食べさせ方をしているかをみてもらうようにしたのである。

それだけでも革命的だった。貧しさにもかかわらず、村のなかに栄養状態のいい子どもがいることを村人は発見したのである。そして、その子どもたちの母親は村人からみて常識外れのことをしていた。たとえば、子どもが下痢をしているときにも食べさせるとか、数日に一度腹一杯食べさせるのではなく、毎日少しずつ食べさせる、ご飯にサツマイモの葉を添える、などである。村人にとってはサツマイモの葉は捨てるものだった。次第に、こうしたやり方が広まり、定着した。栄養改善の様子を評価し、村人みなから見えるように結果を張り出した。スターニンがかかわった村はどこでも、二年間の間に栄養失調の子どもの割合が六五―八五パーセント減った。

ポジティブな逸脱、というアイデアにロイドは夢中になった。このようにせよ、と命じるのではなく、相手がすでに持っている能力の上に積み上げていくというアイデアである。二〇〇五年三月、ピッツバーグ在郷軍人病院のトップをロイドとペリアが説得し、院内感染対策のためにポジティブな逸脱アプローチを試してみることになった。ロイドはスターニンも説得し、チームに引き入れた。病院の全職種を対象にしたスモールグループによる三〇分間のディスカッションをするようにしたのである。調理師から清掃職、看護師、医師、さらには患者自身もディスカッションに加わらせた。毎回のミーティングの冒頭は、「このミーティングは院内感染のことがテーマです。それを、みなさんならどうやって解決するか、それを知りたくて、みなさんにお集まりいただきました」から始まる。こうしろというトップからの指示も、エキスパートによる処方箋もない。「もし、なにか教義のようなものを言えと言われたら」ジェリー・スターニンは言う、「それは、汝、何事も正すなかれ、だ」。

さまざまなアイデアが湧き出てきた。手洗いジェルのディスペンサーを用意すべき場所の提案や、ガウンや手袋を常備する方法、看護師が手洗いを毎回する方法、患者に手洗いをさせる方法などのアイデアが出てきた。自分たちから意見を出すようにと言われたのは今回が初めて、と口々に言った。正しさというものが変わりはじめた。新しい手洗いジェルのディスペンサーが病院に届けられると、スタッフ自らが、置くべき場所にそれを置くようになった。医師に手洗いを促す看護師がいることを知った看護師は、自分も黙認することを止めて、医師にはっきり物を言うようになった。手袋をして患者の体に触れることは失礼なことだと思っていた八人の療法士は、他の二人の療法士に説得され、別に何でもないことと思うようになった。アイデア自体は目新しくない。「八回目のミーティングからあとは、同じような提案ばかり聞かされるようになった」スターニンは言う。「しかし、飽きずに続けた。たとえ、私たちからしたら三三回同じことを聞かされたとしても、話す側のスタッフからみれば一回目のことなのだ。自分自身で新しい工夫をしてみるチャンスなんて、彼らからしたら初めてのことなのだから」

ロイドたちのチームはこのアイデアが世に広まるようにした。病院のホームページやニューズレターに結果を報告するようにしたのである。系統的な調査も行うようにした。入院時と退院時に全員の患者について鼻腔粘膜からサンプルを採取し、培養検査するようにしたのである。病棟ごとの結果を毎月、報告するようにした。実験開始から一年後——その前の一年間は何ら進歩がなかったのだが——、MRSAによる創部感染が病院全体でゼロになった。

ロバート・ウッド・ジョンソン財団とユダヤ・ヘルスケア財団が数百万ドルを出資し、米国全土の一〇カ所の病院で同じアプローチを行う計画が最近始まった。慎重なロイドは、ピッツバーグの成功が続くかどうかはしばらく経ってからでないとわからないと言う。同じように、米国全土でうまくいくかどうかはやってみなければわからない。しかし、それまで、何も役に立たなかったのだから、だれであっても自分の問題は自分自身で解決させなければならない、という彼らのアイデアはとても魅力的である。

ヨコエとマリノ、私の三人で病院内巡りをしていたとき、見慣れた病棟の前を通りかかった。そのとき、ようやく、ヨコエやマリノと同じ視点から、病棟を見ることができるようになった。病室を出入りする理学療法士や看護助手、看護師、栄養士、レジデント、そして学生。手洗いを真面目にする者がいれば、怠る者もいる。八つある病室のうち、三つの病室のドアに目立つ黄色で警告サインが掲げられているのを、ヨコエが教えてくれた。病室内の患者がMRSAかVREに感染しているのである。そのとき、初めて、この病棟に私が自分が主治医をしている患者を入院させていることに気づいた。そして、その患者が入っている病室のドアには黄色のサインがあった。

患者は男性、六二歳、入院してほぼ三週間になる。前に入院していた病院での手術が失敗し、ショック状態でこの病院に搬送されてきたのだ。私が担当し、緊急手術で脾臓摘出を行ったが、出血が止まらず、再手術になった。患者はなんとか持ちこたえた。入院から三日目、ゆっくりだが患者は快方に向かっていた。入院時の培養検査では、耐性菌はゼロだった。しかし、入院から一〇日目、検査でMRSAとVREの両方が見つかった。それから二、三日後、三九度まで発熱した。血圧が下がりはじめ、脈拍が上がりはじめた。敗血症を起こしたのである。中心静脈カテーテル、経口摂取できない患者にとってのライフラインが感染を起こしていて、われわれは抜去せざるを得なかった。

患者の病室のドアにかけられたサインを見たその瞬間、ふとある考えが私の心のなかに沸いた。今まで思いもよらなかったことだ。私が菌を移したのかもしれない。いや、事実そうなのだろう。私でなくてもスタッフのだれかが移したのだ。

掃討作戦

勤勉さという美徳の価値はもっと高く評価されてもいい。あまりにもありきたりの美徳であることは認めよう。「やりはじめたことを完成に導くまで継続的かつ熱心に努めること」と勤勉さは定義されている。(1) この定義には馬鹿正直なしつこさがつきまとう。そして、もし、ある人の人生の目的が勤勉さそのものだったとしたなら、その人の人生は他人の目には、広い視野も向上心も欠けたものに映るだろう。

偉大なことを達成するためには勤勉さが必要だと理解はしていても、結果を要求され、リスクも伴う課題に取り組もうとするときに勤勉さを保つことはどんな人や組織にとっても大変難しいことである。勤勉さは、パフォーマンスと人の行動に対してまるで不可能と思えるような高いレベルを要求する。それでも、医学のなかには、そのような高いレベルを想像できないような大きなスケールで達成している例もある。ポリオ根絶の取り組みはその一例である。

発端者は一一歳の男児だった。母親は息子のふさふさとした黒髪をおかっぱ頭に切り揃えて、前になでつけ、丸顔を取り囲むようにするのが好きだった。インド南部に位置するカルナータカ州、トゥンガバドラー川沿いにあるアパラハラ村に家族と住んでいる。村からは、シーソーのような形をした石でできた乾いた山を三方向から望むことができる。水道も電気もない。母親は文盲である。父親は道路標識を理解するのがやっとである。両親は農夫であり、藁と泥でできた一部屋だけの小屋に三人の子どもと住んでいる。しかし、子どもたちの栄養状態はいい。母親は金と銀でできたイヤリングをしている。たまには旅行することもあった。

二〇〇三年の春、親戚に会うために家族で北部に旅行した。五月一日、自宅に帰ってから間もないころ、男児は高熱を発し、激しい吐き気と嘔吐に襲われるようになった。両親は近くの診療所に男児を連れて行った。医師は抗生物質を注射した。二日後、解熱したが、男児は両足を動かせなくなっていた。パニックになった両親は、再び診療所に連れて行き、そこで、医師が男児を六〇キロほど離れたベラリーにある郡病院にかかるように指示した。日が経つにつれ、男児は体中の筋肉を動かせなくなっていった。呼吸は浅く、努力性になった。病院のコット〔幼児用ベッド〕のなかで平らになったまま、まったく動かなかった。

病院の医師は、突発性の小児麻痺に対する標準的な対処を行ったあと、カルナータカ州の首都であるバンガロールに駐在するＷＨＯ（世界保健機構）の医学専門官に電話をかけた。医学専門官は検便をムンバイ（以前はボンベイと呼ばれていた）にある国立検査所に送るように指示した。六月二四日、検便の結果がやっと戻ってきた。今度は、ニューデリーに駐在するＷＨＯの若い技官が電話してきた。男児の診断がポリオと確定されたこと、一度はインド南部から駆逐されたと思われていた病気であり、警戒が必要であることを話した。

この約二〇年間、WHOは世界中でポリオ根絶キャンペーンを行っている。(2) このキャンペーンが成功すれば、人類にとって最大の野望を成しとげた金字塔のようなものになるだろう。国際機関は、地球からあんな危険やこんな脅威を取り除く、というような大風呂敷を好むものである。しかし、そうした約束のほとんどすべてが失敗に終わる。世界はあまりに広すぎて、多様すぎ、壇上から命令してもみんなが従うわけではない。

特定の病気を根絶しようとした似たような取り組みは他にも例がある。一九〇九年、新設されたばかりのロックフェラー財団が最初の世界を対象にした疾病根絶キャンペーンを始めた。駆虫剤を用いて鈎虫を撲滅するキャンペーンが五二カ国で行われ、失敗に終わった。今日、人の腸内に住み、血を吸う鈎虫が世界人口の約六分の一、一〇億人に感染している。一七年間にわたってロックフェラー財団と米軍が黄熱病に対するキャンペーンを展開したが、一九三二年、黄熱病がヒトの体以外のところで生きつづけることがわかったときに諦めざるを得なかった(黄熱病ウイルスは蚊の卵のなかにも存在する)。一九五五年、WHOとユニセフがフランベジア〔森林梅毒〕を根絶するキャンペーンを始めた。有痛性の皮膚潰瘍を起こす感染症である。六一カ国計一億六千万人を対象にスクリーニング検査を行い、見つかったすべての患者をペニシリンで治療した。一二年後、無症状のまま隠れている感染者が依然として病原菌を広めていることがわかり、キャンペーンは中止になった。五〇年代から六〇年代にかけてマラリア根絶のために何十億ドルという費用が使われた――今日でも、一年に三億人以上がマラリアを発症している。

一世紀間の努力を要したが、地球上から病気を根絶することに成功した唯一の例が天然痘に対する戦いである。ポリオと比べると、マンモスのように大規模な取り組みであることは同じだが、キャンペーン自体は単純なものだった。天然痘は特徴的な膿疱と水疱を伴うので、感染者を簡単かつすぐに見つけることができる。患者が見つかり次第、医療チームが派遣され、患者が触れた可能性のある周囲の人すべてに予防接種を行える。「輪状接種方式」として知られるこの戦略によって、一九七九年に天然痘は撲滅された。一方、ポリオ感染は見つけるのがはるかに難しい[3]。麻痺を起こす感染者が一人いるとすれば、胃腸風邪と大差ないような軽い症状ですんでしまう感染者が二百から千人ぐらいいる。そしてそうした軽症者が、症状が治まったあと数週間にわたってウイルスを周りに音もなく広めるのである。小児期に起こる麻痺のすべてがポリオというわけではない。検便をし、検査所に送り、結果が出るまでには二、三週間がかかる。そうやって患者が特定されたときには、さらに多数の人にウイルスがうつっていることになる。つまり、ポリオ予防接種の対象になる地域は、天然痘の場合よりも広くとる必要がある。さらに、天然痘の場合は一度予防接種をすれば、すぐに感染予防効果が得られるが、ポリオワクチンの場合は一度接種しても、それで足りるとはかぎらない。下痢を起こしている子どもの場合、口から取ったワクチンがそのまま便になって出て行ってしまうことがあるのだ。四―六週間の間に、ワクチン接種を繰り返さなければならない。物流の専門家に言わせれば、天然痘はろうそくの火を消すようなことであり、ポリオは山火事を消すようなことである。

しかし、さまざまな障害を乗り越えながら、ポリオ撲滅キャンペーンは長足の進歩を遂げてきている。西欧諸国ではワクチンの義務化によってポリオの発生は珍しくなった。しかし、一九八〇年代までは、米国やカナダ、ヨーロッパでも患者が発生していたのである。世界のかなりの地域で風土病として根付いていた。一九八八年、三五万人以上の人がポリオによる麻痺を発症し、七千万人以上がこのウイルスに感染していた。二〇〇一年には、世界でたった四九八人だけが発症した。アメリカ全土とヨーロッパ、西太平洋地域、そしてアフリカとアジアのほとんどすべての地域では、現在、ポリオが消滅している。

しかし、ほとんど撲滅されたかと思われた二〇〇一年からも、毎年、アジアやアフリカのどこかの国と地域で、新たなポリオの発生が毎年報告されている。境を越えてポリオが広がり、また猛威をふるうようになるのではと恐れられている。二〇〇二年、インドがそうした国の一つになった。北部で、六百人以上のポリオ患者が発生した。その年、世界中で発生したポリオの五分の四を占めていた。しかし、そのときは北部州の一部に限定されたものだと信じられていた。そして、二〇〇三年、インド南部で少年がポリオを発症した——カルナータカ州ではこの三年間で初めての発生である。もし、病気がそこからさらに広がるならば、根絶キャンペーンもおしまいになってしまう。

六月二五日、カルナータカでのポリオの報告から二四時間が経たないうちに、WHOデリ事務所の医務官のスニル・バールと技官がWHOとユニセフ、インド政府の関係者に電子メールを送った。彼らの仕事は現場での事実を最初にアセスメントすることである。「以前、カルナータカ州で最悪の状態だった地域で発生している」とメールに記されていた——この地域はキャンペーン初期のころ、ポリオの発生が最悪で、予防接種の実施も滞りがちだった。「当該地域でポリオが根付いてしまう危険性が高い。広範囲にわたって即時かつ徹底的な大掃討作戦を行う必要がある」。WHO用語での「掃討作戦」とは新規の発生があった地域周囲のウイルス感受性がある子ども全員に予防接種することを指す。定期的な予防接種により、この方法で一度はポリオが根絶された地域である。今回の新発生により、病気がまた舞い戻ってくる恐れにさらされている。地域住民にワクチンが十分に行き渡るようにするために、また協力者の募集を容易にするために、キャンペーンはただちに、すなわち三日間で実行に移された。

スニル・バールは掃討作戦が予定されている地域の地図をあちこちに送付した。対象地域の広さは一三〇平方キロメートルに及ぶ。政府の担当官は夏休みと夏祭りの時期を避け、七月二七日を予防接種一回目の開始日に選んだ。その一カ月後に二回目を行うことになる。インドにおけるWHOポリオプログラムの最高責任者はテキサス州から来た三五歳のブライアン・ウィーラーである。私は彼に作戦を説明してもらった。彼によれば、インド政府が医療従事者と協力者を募集し、組織化しなければならない。そして、彼らに対してワクチンの投与法を訓練し、交通手段とワクチン、保護材つきのクーラーボックス、保冷剤を提供しなければならない。ワクチンは冷蔵保存が必要である。次に、彼らは地域に散らばって、五歳未満の子どものすべてに予防接種しなければならない。接種率が対象人口の九〇パーセントを下回れば、それは失敗と見なされる。伝染を断ち切るために必要な接種率が九〇パーセントなのである。

では、実際に何人がかかわるのかと尋ねてみた。

スニルは予算書を拡げて確認した。計画上は、と彼は言う、三万七千人のワクチン接種員と、四千人の医療管理員、二千台の車両、一万八千以上のワクチン輸送箱が必要である。そして作業員は四二〇万人の子どもの家を一軒一軒家庭訪問して予防接種する。三日間で。

ポリオはほぼ子どもだけを襲う病気である。麻痺を残す症例の八〇パーセントは五歳以下の子どもである。ウイルスは腸管内に生息し、口から摂取しなければ感染が起こらない。ウイルスは腸内に入り込むと、表面の粘膜を通過して、近くのリンパ節に潜在する。そこで増殖し、発熱と腹部症状を引き起こし、大便に入って排出される。ウイルスを含む排泄物が衣類や浴槽、飲み水などを汚し、そこから感染が拡大することになる。（ウイルスは体外でも最長六日間、生き延びる。）

ポリオウイルスが感染するのは二、三種類の神経細胞だけだが、感染された細胞は破壊される。最悪のケースでは、血流から脳幹の神経細胞にもウイルスが拡がる。脳幹の細胞は呼吸と嚥下を司っている。この細胞が破壊された患者は栄養チューブと人工呼吸器がなければ生き延びられない。もっとも、一般的に破壊される細胞は、脊髄の前角細胞である。手足や腹筋を支配している。しばしば、前角細胞の大半が破壊された結果、筋肉がまったく働かなくなってしまう。腱反射が消失する。手足はぶらんと垂れ下がり、役立たずになる。

一九五五年、歴史上最大規模の臨床試験を経て、世界初の有効なワクチンが開発された。（殺菌されたポリオウイルスから作られたジョナス・ソークのワクチン。四四万人の子どもに実薬のワクチンを注射し、二一万人にプラセボを、そして百万人以上をワクチンなしで対照群として観察するという試験である。）五年後、ポリオ発生が進行中であった人口数十万人のメキシコ、トルーカ市で行われた予防接種キャンペーンで使われた新たなワクチンの結果をアルバート・セービンが論文にした。彼のワクチンは口から与えるものであり、注射が必要なソークのワクチンよりも投与が簡単であった。また、弱化されているが活性のあるポリオウイルスを含む生ワクチンであった。投与された子どもに免疫が生じるだけでなく、地域の他の人にも弱いが伝染する能力があった。たった四日間の間に、セービンのチームは地域の一一歳未満の子どもの八〇パーセント、合計二万六千人に予防接種をやりとげた。数週間の間に、トルーカ市からポリオが消えてしまった。

セービンの主張によれば、この方法を用いれば、国全体、いや世界全体からポリオを根絶できる。西側世界の国家指導者のなかでフィデル・カストロだけが、このアイデアに飛びついた。一九六二年、カストロの革命防衛委員会が八万二三六六の地域委員会を組織し、一週間の間、全国の家一軒一軒を訪問してセービンのワクチンで予防接種するキャンペーンを実行に移した。一九六三年、キューバで発生したポリオは一例だけだった。

こうした結果にもかかわらず、セービンの壮大なアイデアは一九八五年まで他には広がらなかった。この年、汎アメリカ保健機構がアメリカ大陸からポリオを根絶する方針を打ち出した。(六年後、ペルー、ピチナキ町の二歳の少年、ルイス・フェルミン・テノリオが、アメリカ大陸での最後のポリオ患者になった。)一九八八年、このキャンペーンの成果が目に見えてきたことに押されて、WHO自体も世界からポリオを根絶することを目指すようになった。その年、ロータリーインターナショナルが二・五億ドルをこのために拠出することを表明した。(その後、さらに三・五億ドル以上が拠出されている。)ユニセフも世界全体でワクチンを生産し、配布することに同意した。そして、米国もCDC(疾病対策・予防センター)の中核事業としてキャンペーンを行うことに決め、政府が専門家と必要な費用を提供するようになった。

この試みの中心は、「全国予防接種の日」と呼ばれるキャンペーンである。以前に接種をうけていたかどうかにかかわらず、国のなかの五歳未満の子ども全員を対象に予防接種を三日間で行う。一九九七年のある一週間、中国とインド、ブータン、パキスタン、バングラデッシュ、タイ、ベトナム、ミャンマーの子ども、二億五千万人に対して一斉に予防接種が行われた。全国予防接種の日は一時、五億人の子どもに行われた――世界人口のほぼ一〇分の一である。ＷＨＯのキャンペーンは世界中でのポリオ発生率を以前の百分の一以下に下げた。

驚くべきことは、これを実現するための権威をＷＨＯを実際には持っていないことである。ＷＨＯが政府に命令することはできない。ワクチン接種者を雇うこともなく、ワクチンを配布することもない。ＷＨＯとは、数百人の各国からの代表者が毎年の投票によって組織が何をするか、しないかを決めるために存在しているジュネーブにある小さな官僚組織である。一〇億を越える人口を持つ国家であるインドで、ＷＨＯは二五〇人の医師を雇ってポリオを監視させている。ＷＨＯが持つ資源と言えば、情報と経験しかない。私からすればなぜそれでこと足りるのかわからない。だから、私自身でカルナータカに行くことにした。

三日間の掃討作戦の間、ＷＨＯの小児科医であるパンカージ・バトナガーとカルナータカを巡った。彼の仕事は作戦が正しく行われているかどうかを監督することである。腹が少し出た、気さくで朗らかな四〇代男性である。仕事は結構面倒なことになりそうだ、とデリーからカルナータカまでの飛行機を待っている間に彼が説明してくれた。掃討作戦に必要な資金の大半はＷＨＯが出す。ワクチンはユニセフが提供する。宣伝ポスターの印刷と地域での広報はインドのロータリーがする。しかし、作戦自体はこうした組織と関係しない人々が実行しなければならない。何千人というワクチン接種者を雇用し、正しく行えるように訓練し、家一軒一軒に送り込む仕事は、インド政府の厚生官僚がすることである。

飛行機でバンガロールまで飛び、さらに八時間かけて夜行列車でベラーリについた。アパラハラを含む地域の中心地である、混雑して埃っぽい町である。小さな変わったホテル（サファリ風にデザインされていた）での朝食時に、パンカージは自分のチームのメンバーを集め、会議を行った。四人で、四百万の子どもたちの予防接種を監督する。三人の若い医官とパンカージ自身である。地域の言語である、カンナダ語を話せるのは一人しかいない。四人はイドリとドサ（パンとクレープの一種）の朝食を終え、タバコを一服したあと（インドでは公衆衛生分野で働く医師の半分は愛煙家のようである）、パンカージは現状報告を求めた。

この地域では、最初の症例が報告されたあと、別のアパラハラの子どもも含めて、四人がポリオと確定され、さらに強く疑われる例が四人あり、検査による確定診断を待っている。掃討作戦の対象になる一三の地域では、一例を除き、すべての症例がベラーリで発生している、というのが報告だった。

「なるほど、では、この地域に集中してモニターしなければならないな」パンカージが応えた。「この地域は、今、世界でもっともポリオの感染が濃密なところだ」。別の医師が、この地域の統計を引っ張り出した。彼が言うには、ベラーリ地域には二九六万五四五九人の人口と五四二の村と九つの近郊都市が含まれている。男性の五二パーセント、女性の七四パーセントが文盲。地域の保健システムに所属している医師は九九人だけ。地図も拡げた。ポリオの患者は、五〇キロほど離れたスラム街が集中しているシリグッパという小さな村を取り囲む三角形のなかに固まっている。

パンカージが作業分担を決めた。アパラハラとポリオが発生したシリジェリと呼ばれる村、まだ発症が続いている二つの近郊都市、チトラドゥーガの鉱山について、掃討作戦の進行状況をチェックする。

鉱山周辺の地域の家は私企業の私有地に建っていて、そこに予防接種の担当者が入り込むのはいささか困難である。他の村については他のスタッフに担当させ、アパラハラと近郊で二回目の接種を行うときにはパンカージたちについてくるように頼んだ。グループはここで二手に分かれた。朝八時半、パンカージと私は車中の人になった。

四輪駆動のトヨタ車と檳榔子《びんろうじ》をクチャクチャと噛んでいる運転手を雇った。一時間ほどデコボコ道を走ったあとから、運転手はこの車はバッテリーがいかれていると言い出した。彼が言うには、エンジンが止まるたびにこの車は押しがけが必要である。パンカージは面白がっていた。

窓の外に見える大地は熱い太陽に灼かれ、丘は砂漠のトカゲのような茶色をしていた。今年は雨期が来なかったのである。灌漑施設を備えたごく一部の畑だけが緑色だった。五六キロの距離を約二時間をかけて走り、泥壁でできた小屋がひしめき合っているシリジェリ村にたどりついた。路地にはゴミが放置され、ほこりまみれの顔をした子どもたちがそこかしこで遊んでいた。一見、パンカージは気まぐれに集落の前で車を止めさせているようだった。一軒一軒のドアには番号と「P」のサイン、そして今日の日付がチョークで記されていた。番号は番地である。「P」はワクチン接種者が訪問し、記された日付の日にその家に住む五歳未満の子どもたち全員が接種を受けたことを意味する。パンカージはレポート用紙を取り出し、大股で小屋の一つの前に進んだ。玄関先にいた若い女性に「子どもは何人住んでいるの?」と尋ねた。「一人」と女性は答えた。「その子に会わせてくれ」。子どもが連れてこられると、パンカージは手をとり、その子の小指の爪の付け根に黒マジックで印をつけた。こうやってポリオのドロップを飲んだ子どもを区別するのである。「畑などに他に子どもはいるのか?」「どこか遠くの親戚のところにいるとか?」パンカージは尋ねた。「いいえ」女性は答えた。「以前に、予防接種をこの子は受けたことがある?」と尋ねた。「いいえ」。「では、町でポリオが発生したことは聞いている?」「はい」。「私たちが来る前にワクチン接種のことは聞いていた?」「いいえ」「これで終わりだ。ありがとう」パンカージは用紙に聞いたすべてを書き留めてから、動き出した。

「まあ、そこそこ、みんな仕事をよくやってるよ」、数軒訪問したあと、パンカージはつぶやいた。しかし、住民のだれ一人としてワクチン接種がその日に行われることを知らないでいたことには困ったふうだった。広報のための旗(村に来る途中でいくつか見かけた)を掲示するだけでなく、文盲の人々にも伝わるよう、オート・リクシャー〔三輪タクシー〕に拡声器をのせて次のキャンペーン予定を知らせること、「マイキング」も作業員の仕事である。そうした事前情報がなければ、ワクチン接種者が訪問したときに、住民が彼らを追い返す可能性がある。

あと二、三カ所の小屋を回るうちに、ワクチン接種チームに出会った。花を髪に挿し、青いサリーを着た、サンダル履きのソーシャルワーカーと、ワクチンの入った青い角張った箱を肩に掛けている、やはり花を髪に挿している若いボランティア学生だった。二人は「P」ではなく「X」とマークされた小屋の前に立っていた。小屋の女性が、三人の子どもが住んでいるけれど、一人は出かけていて、接種できないという。パンカージはクーラーボックスを開いてくれとチームに命じた。なかの冷凍パックをチェックすると、周りの暑さにかかわらず、まだ凍結したままである。さらにワクチンが入ったバイアルをチェックした。まだ使える状態である。バイアル一本一本に灰色と白色に塗られた標的マークがつけられている。チームの二人はこのマークの意味を知っているだろうか？　二人は、ワクチンがまだ使えるかどうかを意味している、と答えた。もし、ワクチンの使用期限が過ぎたらどうなる？　二人は、標的マークの内側の白いところが灰色か黒になる、と答えた。パンカージは次に進んだ。

最近、ポリオが発生した家を訪ねた。一八カ月の女児の患者は大人しくしていた。三歳の男児を脇に抱えた妊娠中の母親が、女児を診察が受けやすいように仰向けに寝かせた。両足はまったく動かなかった。片足ずつ持ち上げてみたが、臀部や膝、足首に力が入る様子がなかった。女児がポリオに罹ってから四週間しかたっていない。まだ他にウイルスを拡げる可能性がある。

パンカージは外から三人の子どもが遊びに来ているのを見つけた。手を調べてみると、だれもワクチン接種を受けていなかった。

四輪駆動車を押しがけし、村から二、三キロ離れた、シリジェリ地域医療センターまで出かけた。くすんだ色のコンクリートがむき出しになった、三部屋だけのビルだった。医師でもあるセンター長は玄関で出迎えてくれた。折り目のついたスラックスを履き、半袖シャツのボタンをきちんとかけた四〇歳前後の男性、この地域ではただ一人の大卒である。われわれが来るのを待ち構えていたかのようだった。彼はわれわれにお茶を勧め、世間話に誘った。しかし、パンカージは仕事にこだわった。「こちらでの地域計画を見せていただけますか？」と、みんなが椅子に座る前に尋ねた。地元の係官による街区ごとの接種計画のことを言っているのである。作戦を組織的に行うための要となる計画である。

センター長の地域計画書は地図にはマーカーが付けられ、表には書き込みが加えられた、雑然と重ねられた紙の束だった。一ページ目は、三万四一四四人の人口をカバーするために、二人のワクチン接種者からなる二二のチームを組織することになっている。「どうやってこの人数を計算したのか?」パンカージは尋ねた。戸別訪問をした、とセンター長が答えた。パンカージは地図をじっとみた。村はそれぞれ五キロ以上離れたところに分散している。「どうやって手持ちのワクチンを接種者に渡すのか?」車を使う、とセンター長は答えた。「何台ある?」二台だと答えた。「車種は?」一台は救急車、もう一台はレンタカーだと答えた。「では、監督官はどうやって村々を回るんだ?」沈黙が続いた。センター長は地域計画書をパラパラとめくった。

パンカージは続けた。二二のチームには一日に百個の保冷剤が必要、つまり全部で三百が必要になる。「保冷剤の予算は、なぜ一五〇個分しかないんだ?」夜のうちに、次の日の分を再凍結させるから、とセンター長は答えた。「どこで?」センター長は冷凍庫を見せた。パンカージは冷凍庫のドアを開け、温度計を引っ張り出した。温度は零度以上だった。停電したから、とセンター長は説明した。「その場合の計画はどうなっている?」センターには発電機がある。しかし、さらにたたみかけると、その発電機も故障していることをセンター長は認めざるを得なかった。

パンカージの見た目は決して強面ではない。黒髪のぼさぼさ髪はほぼ真んなかで分けられ、ところどころ寝癖になっていて少年のようである。彼の携帯の着信音はジェームズ・ボンドのテーマだった。運転中、サルを見かけると、ほらほらと指さす。ジョークも飛ばす。頭をのけぞらして笑う。しかし、現場での彼は厳めしく、むっつりしていた。相手が何か答えたとき、それが正しいか、間違っているかを教えない。周りの人間をピリピリさせる。その場にいた私は、センター長に、まあ大丈夫だからと声をかけたくなった。しかし、パンカージは沈黙という無言の指摘をするつもりのようだった。

ポリオが二件発生したシリグッパで、別のセンター長と一緒にわれわれは町中を歩いた。シリグッパは、窓のないコンクリートブロックでできた安アパートと、錆びたトタン屋根で覆われた小屋、四万三千人で混み合う都市化された町である。水牛とバイク、メーメー啼く山羊、果物売りで混み合った狭い路地をかき分けながら通った。乱杭歯《らんくいば》のように傾いた電柱から垂れ下がった電線が走り、テレビの音がする家もある。電気が通じているのである。

発症した二例は、ムスリムだけが集まった小さな集落で一カ月前に起こったばかりだった。一軒一軒を尋ねるうちに、集落に住む子どもたちのほとんどが定期的な予防接種を受けていないことにパンカージは気がついた。われわれを疑いの目で見る家族もいた。素っ気ない応対をされたり、目も合わさないようにまったく避けられたりした。ワクチン接種を受けていない少年を一人見つけた。パンカージは他にも隠れているのではと心配した。前年、ムスリムたちの間で、インド政府は男の子に普通のワクチン以外のものを投与して、男性不妊症にしようとしているという噂が広まっていたのである。啓発活動とワクチン接種プログラムにムスリムたち自身をできるだけ巻き込むことによって、噂は消えたものと思われていた。しかし、本当にそうかと考えざるをえない。

このあと、バルクンディという村を地元の医師とワクチンチームとで一緒に回った。ある家で、つま先にリングをつけた小柄で愛らしい女性に会った。赤ん坊を腰の辺りにおんぶし、三歳ぐらいの男児がそばに立ってわれわれの小さな集団を睨んでいた。二人ともワクチンを受けていなかった。パンカージはポリオワクチンを子どもに飲ませていいか尋ねた。ノーと女性は答えた。怒ったり、怖がったりしているようではなかった。パンカージは、近隣でポリオが発生していることを知っているか？　と尋ねた。イエスと答えた。しかし、それでもワクチンはいらないという。なぜ？　女性は何も答えなかった。パンカージは、オーケーと答え、彼女に手間暇をかけさせたことを詫び、次の小屋に向かった。

「それで終わり？」私は尋ねた。

「そうだ」パンカージが答えた。

地元の医師がわれわれのあとにまだいた。われわれが振り返ったとき、彼が母親を怒鳴りつけていた。「あんたは馬鹿か？　子どもが麻痺を起こすんだ。死んでしまうぞ」

パンカージが怒ったのを見たのはその一度きりである。彼は戻って、医師の前に立ちはだかった。「なぜ、怒鳴るんだ？」パンカージは問い詰めた。「怒鳴る前は、彼女はわれわれの話を聞いてくれた。一応はな。今はどうだ？　もう、話も聞いてくれないぞ」

「彼女は字が読めないんだ！」医師も言い返した。みんなの前で怒られたことで面食らっている。「だから、子どものためには何が正しいのか、知らないんだ」

「それがどうした？」パンカージが応えた。「怒鳴っても何の足しにもならん。それに、今の話が回り回って、われわれは住民に無理矢理ワクチンを飲ませている、ということになってしまうんだ」

いまのところ、ワクチンを拒むのは少数だし、それでも十分なんだ、と後で彼は私に話してくれた。悪い噂が一度流れるだけで、全体の作戦が台無しになる。

一つ、容易には答えを出せない疑問が繰り返しわき起こってくる——地元の医師から、住民から、一軒一軒を徒歩で回る作業員からも。その疑問とは――なぜ？　なぜ、われわれに必要な〇〇が足りないときにこんな大規模なポリオ掃討作戦をするのか？――〇〇は次のようなものだ――浄化された水（感染性下痢症のために毎年五〇万人のインドの子どもが亡くなっている）、栄養状態の改善（三歳以下の子どもの半分は栄養不良のために成長が止まる）、衛生システム（ポリオだけでなく他の病気も予防できる）、灌漑（雨季に雨が降らなければ農家が貧困に喘ぐ）？　われわれが回ったなかには、マラリアや結核、コレラのアウトブレークが起こっている地域もあったのだ。しかし、そのために行政の高官がやってくることはない。一方、ポリオが一例発症するだけでも軍団が進軍してくるのは？

言い古された答えはこうだ。全部やれるが、まず一つずつから。ポリオは撲滅でき、他の問題もうまくやれる。現実は、しかし、選択をしなければならない。たとえば、一週間の間、北カルナータカの医師は自分のクリニックを休診にして、ポリオ予防接種の仕事に就かなければならない。

パンカージはもう少し説得力のある理屈を考えていた――ポリオを葬ること自体が意義深いことだ。ある村で、住民がなぜ政府やＷＨＯが栄養失調とは闘わないのか、理由を問いかけてくるのを見かけた。行政はいろんなことができるはずだ、と言う。パンカージは答えた、これでも行政にとっては精一杯のことをしているんだ。「それに、飢えているときに、麻痺を起こしても何の役にも立たないだろう」

けれども、人類が抱えるほとんどすべての問題について同じ問いかけができる。失明やがんは？　今の場合なら腎臓結石は？（「飢えているときに、結石の痛みが生じても何の役にも立たない。」）そして費用も問題だ。このキャンペーンのために世界全体で約三〇億ドルかかり、一例あたりにすれば六〇〇ドルになる。目を他に転じれば、二〇〇三年度のインド政府の保健予算は一人当たり四ドルである。あるＷＨＯ

の担当官によれば、最後の最後の一例を止めるまでには二〇〇〇億ドルがかかるという。このキャンペーンでポリオ撲滅に成功したとしても、同じ費用を別の用途に、たとえば、下水道の整備や基礎的な保健サービスの改善に使ったほうが、将来、もっと多くの人命を救えるだろう。

さらに言えば、成功する保証はどこにもないのだ。WHOは根絶の目標を二〇〇〇年から、二〇〇二年へ、さらに二〇〇五年、そして今また再び、延期せざるを得なくなっている。キャンペーン終盤のこの数年間、いまだに発生する二、三百の症例を追跡するために今までよりもさらに費用がかかるようになっている。ある種の疲労感が漂ってきているのである。毎年、インドでは約二四〇〇万人の子どもが生まれる。ベネズエラ全体の人口に匹敵する人が、新しくポリオの感染の危険にさらされている。それに追いつくだけでも、毎年五歳以下の子どもすべてに予防接種をするだけでも巨大なキャンペーンである。実際のところ、どのような便益計算をしたとしても、今の費用のかけ方が合理的なものとは言えないのである。

こうした疑問点をさておいて、キャンペーンは、計算上、今までに五百万人をポリオによる麻痺から救ってきた。それだけでも偉大な成果である。そして、地球上からこの病気を消し去ることは、壮大で途方もない野望とすら言えるかもしれないが、まだ実現は可能で、現代文明が未来の人類に遺せる二、三の贈り物のなかの一つなのである。天然痘の撲滅は、未来の子孫に遺せる不滅の贈り物である。そしてこれから、たぶん、ポリオの撲滅もそうなる。

しかし、これは最後のポリオの症例を現実に捕まえなければならないという意味である。さもなければ、何十万人というボランティアの努力と何億という金はすべて無に帰してしまう、ひょっとすると無よりも悪いかもしれない。この試みに失敗することは、疾病撲滅という理想自体に疑問符をつけてしまうからだ。

この理想の裏にあるものは、しごきと呼べるような厳しく、不確かで地味な仕事である。ポリオ撲滅を人類の金字塔と呼ぶならば、それはパフォーマンスの完璧さを讃える金字塔になるだろう。細部もゆるがせにしない入念さが壮大な野望と一緒になったとき、何を成しとげることができるかを物語る。インドで見た状態よりもはるかに悪条件の元でも、たとえば、バングラデシュやベトナム、ルワンダ、ジンバブエでも、ポリオを撲滅したシステムがある。アンゴラでポリオが撲滅されたのは内戦の最中だった。二〇〇二年にカンダハールで起こったポリオの大発生は、アフガン戦争の最中であったにもかかわらず、WHOが指揮した掃討作戦によって食い止められた。ナイジェリア北部で、二〇〇六年に新しい掃討作戦が開始された。この国ではポリオが風土病のようになり、時折、近隣諸国にまで拡がることがあった。インドでは、パンカージが言うには、ラージャスターンのタール砂漠ではラクダを使ってキャンペーンを行い、ジャールカンド州の森に住む部族集落ではジープを使い、アッサム州とメーガーラヤ州の氾濫原ではモーターボートを使い、ベンガル湾の孤島では海軍の巡洋艦で航行する。われわれの掃討作戦でも、町から町を訪れた三日間、二千キロを巡っている。パンカージはほとんどの間携帯電話にかじりついていた。彼が提供する情報に基づいて、州の担当官は保冷剤不足に陥りかけたチームに氷屋から保冷剤配送の手配をし、現地の担当者が人口を少なく見積もりすぎた地域に掃討作戦の日程延長を指示する。バルクンディの村から七キロほど離れたところで、一夜城のような掘っ立て小屋集落を見かけた。移民労働者のためにつくられ、地図にはない。ところが、子どもたちを確かめてみたら、みな小指にワクチン接種済みの印があった。チタラドーガには廃坑になった鉱山があった。しかし、州の担当官が鉱業会社に対してワクチン接種者が鉱山住宅に入り込めるように手配していた。なかに入ってみるとちらほらと子どもたちの姿を見かけた。みなワクチン接種済みだった。

掃討作戦全体で、ユニセフは一三の地域に対して五〇〇万以上の新鮮なワクチンを提供した。テレビやラジオ、地元新聞が無料の予防接種を広報した。インドのロータリー財団が二万五〇〇〇枚の横断幕と六万枚のポスター、六五万枚以上のチラシを印刷し、配布した。四二〇〇万人のうち、四〇〇万人の子どもたちが予防接種を受けた。

二〇〇五年、インドでの新規発症は六六例だけだった。パンカージや彼の同僚は、インドにおける根絶というゴールがようやく見えてきたと信じている。インドがそうなれば、世界もそうなるだろう。

それでも、パンカージたちが直面せざるを得ない現実は否定しようがない。小児科医としてのキャリアを通じて、一〇〇〇人のポリオ症例を診てきたとパンカージは言う。町や村を巡っている間、ポリオの犠牲者はすぐに見いだすことができた。どこにもいるのだと私は気がついた――やせ細った両足を尻の下に畳み込み、木製の押し車に乗った物乞い――蟹のように足を引きずりながら通りを行く男――縮んだ腕を脇にたぐり込んだ通行人。

掃討作戦二日目、カルナータカ州でのアウトブレークが始まったアパラハラ村にたどり着いた。最初のポリオ症例は、今は、上半身のしっかり太った一四カ月の元気な男の子になっていた――最初の感染から二、三日後には、呼吸が正常に戻ったのである。しかし、母親が男児を腹ばいにさせると、両足がしなびていることがわかる。看護師が母親に教えた訓練のおかげで左足で這うことができるようになったが、右足はブランと垂れ下がったままである。

アパラハラの生活排水が溜まった沼や、泥で覆われた豚、腹が風船のように膨らみ、頭が胴体にめり込むようになっている、まるで猫のような姿で寝そべっている牛の周りを移動するうちに、先の男児に続いてポリオに罹った女児を見つけた。一八カ月になり、大きな顔を心配そうに歪めて、白い歯が生えそろい、短いちりちりの髪の毛をしており、金の小さなイヤリングと黄と茶のチェックのドレスで着飾っていた。母親の腕のなかで恥ずかしそうにもじもじしていたが、両足はドレスの下からダラリと垂れ下がっていた。日射しのなかで、麻痺したわが子を抱えた母親は、われわれの前に立ちながら、何の表情も見せなかった。パンカージは母親に、女児はポリオワクチンを受けたかどうか穏やかに尋ねた。おそらく、ワクチンは受け取ったが、飲ませていなかったのだろう。母親によれば、女児が病気になる二、三週間前にチームがやってきた。しかし、他の村人から、ワクチンを飲んでから熱が出たという話を聞いたのだった。そのせいで、女児にワクチンを飲ませなかったという。そう言ったあと、深い悲しみが母親の顔を覆った。地面をじっと見つめながら、私が馬鹿だった、と母親はつぶやいた。

しばらくして、ようやくパンカージは次の仕事へ、ワクチン接種者が各戸を訪問しているかどうかを確認しはじめた。彼の仕事が終わり、私たちも帰ることになった。村から出る道は赤土のほこりだらけの未舗装路で、牛車が作った轍に車輪が嵌まり、ガタガタ音を立てながら走った。

「ポリオが最終的になくなってしまったら、何をするんだい？」パンカージに聞いてみた。(4)

「そうだな、はしかがまだ残っているな」と彼は答えた。

戦傷者

毎週火曜日、米国国防省は、イラクとアフガニスタンの戦争における米国軍人の傷病者の最新情報をネットで公開している。[1] 二〇〇六年十二月八日の情報によれば、合計二万六五四七人の軍人が戦場で負傷している。そのうち、二六六二人が戦死――一万八三九人が生き延びたが軍務には復帰できず――一万三〇八五人は軽症ですみ、七二時間以内に軍務に戻っている。ベトナム戦争以降で言えば、軍の医療部隊にとって、この数字は突出して最多の戦傷者を扱わなければならなくなったことを意味する。

二〇〇五年九月、イラクにおける戦死者が二千人に達したとき、世界が注目した。殺人率が地域における暴力の規模と危険性を測る数字であるように、戦死者数は戦争の規模と危険性を示すものと見なされている。しかし、どちらの場合でも死者数はおおよその近似に過ぎない。だれかの生死を決定するうえで、医療システムがどれだけ根本的に重要なのかをほとんどの人が認識していない――敵の武器だけの問題ではないのだ。たとえば、米国の殺人率は、近年、低下し、一九六〇年代半ば以降では最低になっている。[2] しかし、加重暴行、とくに銃器を使ったものは一九六〇年半ばと比べると三倍以上に増えているのである。死者を減らした要因は外傷医療の内容である——銃に撃たれた人の数は増えた、しかし、医師が救った命の数はもっと増えたのである。銃創による死亡率は一九六四年の一六パーセントから、今日では五パーセントに下がっている。

同じような進化が戦争でも起こっている。[3] 火器のパワーは増したが、致死率は下がった。アメリカ独立戦争のとき、アメリカ兵は銃剣と単発ライフル銃に向かっていき、戦場で傷ついた者の四二パーセントが死んだ。第二次世界大戦では、アメリカ兵は手榴弾や爆弾、破裂弾、機関銃にやられた。しかし、傷ついた者のうち三〇パーセントだけが死んだ。朝鮮戦争では、もちろん兵器が優しくなったわけではないが、戦闘で傷ついた兵士の死亡率は二五パーセントにまで低下した。

その後、半世紀、進歩はごくわずかだった。ベトナム戦争の期間中（一五万三三〇三人が戦闘で負傷し、四万七四二四人が戦死）も、一九九〇年から九一年の湾岸戦争（四六七人が負傷し、一四七人が戦死）であっても戦闘での死亡率は二四パーセントのままだった。

軍部は改善の方策を必死に求めた。新しい治療法やテクノロジーを発見することがもっとも有望なアプローチだった。前世紀中、そうやって進歩が達成されたのだ——第一次世界大戦の兵士には新しい麻酔薬や血管外科の手技が、第二次世界大戦の兵士には熱傷治療の改善や輸血法、ペニシリンが、朝鮮戦争の兵士には広域スペクトル〔多種の菌に効く〕の抗生物質が使えるようになった。そう考えて、米国政府も数え切れないほどの新しい可能性に何億ドルもの予算を投じてきた——代用血液やフリーズドライの血漿（新鮮血の輸血が不可能な場合に使う）、外傷に対する遺伝子治療、肺損傷を止める薬剤、戦場にいる兵士のバイタルサインをモニターして電送する小型システムなど。

このなかで実を結んだものもなくはないが、ごくわずかであり、イラクやアフガニスタンで今進行している戦争での変化とは無関係である——特記すべき、実に歴史的ともいえる、戦傷による致死率の低下が起こっているのである。今回の戦争で傷ついた米軍兵士の数は、独立戦争と一八一二年の米英戦争、一八九八年の米西戦争の三つを合わせた数よりも、また、ベトナムに軍事介入を始めた最初の四年間よりも多い、しかし、戦死者の数は明らかに少ない。傷ついた米兵のうち、死んだのはわずか一〇パーセントである。

どうやって医療部隊がこれを成しとげたかは考えるに値する。湾岸戦争以降、医療技術や治療の革新はなかったのに、彼らは成果を上げた。医療スタッフの確保に苦労したのに、やれた。二〇〇五年、世界全体に派遣されている現役の米陸軍兵士のなかで、一般外科医はたった一二〇人、予備役は二百人である。イラクで従軍する一三—一五万人の部隊をサポートするために、三〇—五〇人の一般外科医と一〇—一五人の整形外科医を派遣するのが精一杯だった。そして、この人数の外科医と医療スタッフだけで凄まじい外傷に立ち向かったのである。

二〇〇四年秋、ワシントンDCにあるウォルター・リード陸軍医療センターに私は招かれ、医師たちが「戦争回診」と呼んでいる場に同席することができた。毎週木曜日に、ウォルター・リードの外科医はバグダッドの陸軍外科医と電話会議をし、ワシントンで受け入れる負傷した米兵について検討する。私が訪れた日に取り上げられた症例は、銃創が一人、対戦車地雷で受傷が一人、手榴弾受傷一人、ロケット推進手榴弾受傷三人、迫撃砲受傷四人、簡易爆発物（ＩＥＤ）八人、そして七人は受傷した理由が不明だった。二五歳以上の兵士は一人もいなかった。もっとも軽傷だったのは、地雷によって広範囲かつ深い爆発外傷と貫通外傷を顔と首に負った一九歳だった。他の症例は、手を部分的に切断した兵士、広範な爆発外傷のために右足と臀部を切断した兵士、左足を膝関節から切断した兵士、そして開放性骨盤外傷だった。一人は腕の下に銃創があり、腋窩動脈と静脈の再建が必要だった。また別の一人は脾臓が粉々になり、頭皮に皮を剝くような裂傷があり、舌に横断するような裂傷を受けていた。みな重症かつ恐ろしい外傷だった。しかし、全員の命が救われたのである。

*

新しいテクノロジーのなかには答えがないからといって、軍医の特殊なスキルのなかにあるというわけでもない。私が外科でインターンをしていたとき、四二歳のジョージ・ピープルズは腫瘍外科医としてチーフレジデントを務めていた。二〇〇一年一〇月、ワールドトレードセンターとペンタゴンが九月一一日に攻撃を受けたあと、第一陣の外科医チームを彼が率いてアフガニスタンに向かった。アフガニスタンから帰任後、今度はイラクに派遣された。二〇〇三年三月、地上軍がクウェートからバグダッドへ砂漠を通って侵攻を開始したときである。彼はウェストポイントの陸軍士官学校を終えたあと、ボルティモアのジョンズ・ホプキンス大学医学部に入学、卒後研修はボストンのブリガム・アンド・ウィメンズ病院で外科を学び、そして、ヒューストンのM・D・アンダーソンがんセンターで腫瘍外科の研鑽を積んだ。彼は研修終了時、一八年間の軍務が義務づけられていた。私が知るかぎり、この義務に対して彼が不平を漏らしたのを聞いたことがない。一九九八年、彼はウォルターリードに配属され、間もなく、腫瘍外科部長になった。研修中のピープルズ医師は三つのことでよく知られていた——平静心と知性（研修終了までに一七本の論文を乳がんワクチンについて著している）、そして研修中に彼と妻がもうけた五人の子どもである。けれども、彼に外傷外科の経験があると思っている人は一人もいなかった。彼はレジデントのときからアフガニスタンに派遣されるまで、一度も銃創を診たことがないのである。ましてやイラクで診たような外傷は彼にとって初体験だった。ウォルターリードでの臨床は、乳腺外科が主だったのである。それでも、イラクにおいて、彼のチームは歴史に残るような数の重傷者の命を救った。

「どうやればそんなことが可能になるんだ？」ピープルズ医師に尋ねた。彼の同僚にも聞いてみた。従軍していた医療チームのメンバーのすべてに聞いてみた。彼らが答えてくれたことは、民間の医師なら、たまにしかやらないような努力の賜物だった——パフォーマンスを科学することであったり、知識と既存のテクノロジーを使っていかにうまくやれるか調べ、改善したりすることだった。彼らが話してくれたことは、単純で、ほとんど陳腐とも言えるような変更が、大幅な改善を生み出すことだった。

そうした変化の一つがケブラー〔鋼鉄の五倍の強度をもつとされる繊維〕を使った防弾チョッキである。ケブラー自体には新味はない。一九七〇年代後半から使われている。都市近郊の警察は一九八〇年代初めから使っている。米軍も湾岸戦争から採用した。七キロの重量があるケブラー防弾チョッキは、爆発や鈍器による外傷、貫通創から人の「体のコア部分」、すなわち心臓と肺、腹部臓器を防御してくれる。しかし、湾岸戦争での外傷統計を調べると、医療部に到着したとき、戦傷者の体にはケブラーがついていなかった。チョッキを着用していなかったのである。どんなにチョッキを着けると暑いとか重いとか、動きにくいとかの不満があっても、配下の兵士にはチョッキを着けることを促すようにという命令が指揮官に対して下った。確実に着用されるようになると、戦死者の数がただちに減った。

　二つ目のキーとなる発見も同じようなことだが、どのようにシステムが運用されているかを注意深く見直した結果、生まれた。ボーデン陸軍研究所の外科医であるロナルド・ベラミー大佐は、ベトナム戦争の統計を調べ、戦傷者をヘリコプターで搬送すれば、病院に到着するまでの時間を一時間以下にできることを見い出した(4)。第二次世界大戦時は一一時間以上かかっていた。いったん、外科治療に入ってしまえば、そこからの死亡率はわずか三パーセントである。それでも全体では戦傷者の二四パーセントが死亡する。一時間ではいまだ長すぎることを意味している。民間の外科医がよく口にする「黄金の時間《ゴールデンアワー》」は、この時間までに治療を開始すれば、外傷の患者の大半を救えるという意味である。しかし、戦場の傷はさらにもっと激しく、出血がとくにひどい。傷を負った兵士には、「黄金の五分間《ゴールデンファイブミニッツ》」しかない。こうベラミーは結論づけた。防弾チョッキはこの五分間を引き延ばしてくれるが、近年の前線部隊は、より身軽かつ高機動力を重視されることが増え、兵站や医療チームからより離れたところに展開するようになり、医療への待避に時間がかかるようになった。戦傷者の治療成績はよくなるどころか、悪くなる瀬戸際にあったのである。

　第二次世界大戦当時からときたま使われていたアプローチを陸軍は採用することにした。いわゆる前線外科部隊（FST）である。二〇人だけで構成された小規模な部隊である——一般外科医三人と整形外科医一人、麻酔専門看護師二人、看護師三人、そしてその他のパラメディカルと助手である。イラクとアフガニスタンにおいて、この部隊は六台のハンヴィー〔Humvee：高機動多用途装輪車両〕で戦闘部隊のすぐ後に付添い、戦場に赴いた。三台の軽いドラッシュ〔Drash：急速展開が可能な組み立て式シェルター〕を装備し、三つをつなげれば八三平方メートルの大きさの野戦病院になる。緊急蘇生器具や手術器具は五つの黒いナイロン製バックパックに詰まっている——それぞれは、ＩＣＵパックと外科手術補助パック、麻酔科医パック、一般外科医パック、整形外科医パックである。なかには滅菌された手術器具と麻酔機材、薬品、外科用のドレープとガウン、カテーテル、血球数や電解質、血液ガスを一滴の血で測定できるハンドヘルドの測定機器が入っている。他に、小型の超音波（エコー）検査器と可搬式の心電図モニター、移動式の人工呼吸器、五〇パーセントまでの純酸素を供給できる高圧酸素ボンベ、輸血用濃厚赤血球液が二〇単位、点滴用スタンドがついた折りたたみ式ストレッチャーを六台も装備している。すべて、民生用の機材である。通常の外科医が期待するような機材、たとえば、血管造影やレントゲンの機材がこの部隊にはない。（だから、整形外科医は骨折を触診で診断しなければならない。）しかし、この部隊のおかげで、六〇分以内に、二つの手術台と四台の呼吸器を備えた回復室をもつフル装備の病院へ負傷兵を送ることができる。

イラク侵攻の間、第二七四前線外科部隊の総移動距離は一八〇〇キロだった。ナシリヤとナジャフ、カルバラ、そして南部の砂漠地域の各所、さらに、モスルの北部、最後にバグダッドに拠点を置いた。日誌によれば、最初の二、三週間で、米国人一三二人、イラク人七四人（二二人が戦闘員、五二人が非戦闘員）の負傷者を治療している。だれも来ない日があれば、殺到する日もある。ナシリヤでのある日、部隊は重傷を負った一〇人の兵士を収容した。一人に、右下肢に榴散弾による外傷があった。別の一人には、腹部と小腸、肝臓に銃創があった。また別の一人には、胆嚢と肝臓、横行結腸に銃創があった。首と胸部、背部に榴散弾による外傷がある者。直腸を貫通する銃創がある者。二人は四肢に銃創があった。翌日、さらに一五人の負傷者が到着した。

この新しいシステムを導入した結果、こうした負傷者に対する対応が根本的に変わったのだとみんなが言う。負傷者が到着したとき、民間の外傷医療では標準とされている外傷ケアのプロトコルを実行する。しかし、貫通創の割合が高いことから——第二七四前線外科部隊（ＦＳＴ）が診る負傷者の八割に銃創や榴散弾、爆傷がある——民間の外傷センターが行うよりもはるかに多くの頻度で救命的手術処置が必要になる。ＦＳＴの装備では、兵士に行える手術は短時間のものにかぎられるし、手術後の集中治療も数時間が精一杯である。したがって、部隊の隊員は、完全な修復ではなく、ダメージのコントロールに集中するようになった。出血を止めるために肝臓の傷にガーゼを当てる、裂けた部位をバイパスするチューブを動脈に一時的に留置する、穴の空いた腸をホッチキスで閉じる、汚れた傷を洗い流す、とにかく感染と出血を止めるために必要なことだけを行うようにした。手術時間を二時間以内にするようにした。傷をとりあえず安定させたあと、兵士を次に送るようにした——しばしば、麻酔が効いたままの状態だったり、呼吸器をつけたままだったり、腹部は開腹したまま、傷にはガーゼが詰められ、腸管同士はつながれないまま、血管も再建が必要なままの状態である。

次のレベルのケアには、四カ所に二つの戦闘サポート病院があった（ＣＳＨ、「キャッシュ」と呼ばれている）。二四八床の病院で、たいていは六つの手術台をもち、専門的な外科医療とレントゲン、検査設備も備えていた。他と同様に、野戦病院であり、航空機やトレーラー、船などで、二四—四八時間以内に、必要な場所に展開することができた。ＣＳＨのレベルでも、治療のゴールは最終的な修復ではない。規定では最長でも三日間で退院する。これよりも長期の治療を必要とする負傷兵はいわゆるレベルⅣ病院に送られる。クウェートに一つ、スペインのロタに一つずつあるが、メインの病院はドイツのラントシュトゥールにある。三〇日以上の治療を必要とする兵士は、本国に送られる。ウォルターリードかテキサスのサンアントニオにあるブルック陸軍医療センターが主である。一方、イラク人捕虜や市民はCSHに回復まで居残ることになる。

このシステムになるまでには時間が必要だった。最初のうち、各レベルでの外科医は自分の患者を留めようとしていた。自分の手で自分の患者に対して完全な再建ができると信じていたり、次のレベルの外科医を信頼しなかったからだろう。（外科医の研修中には、「他のだれも信用するな」をお経のように唱えることになっている。）ウォルターリードでの統計によれば、戦争の最初の一、三カ月の間に、もっとも最重症の兵士を収容し――長期間の治療の必要性が明らかな兵士である――彼らが、戦場から本国の施設に送られるまでに平均八日間かかっていた。しかし、次第に外科医たちは新しいアプローチの要点を飲み込めるようになった。現在では、戦場から本国に到着するまでの平均日数は四日以下である。（ベトナムでは四五日だった。）そして、このシステムは結果を出したのである。

ワシントン訪問中に会ったある飛行士は、二〇〇四年九月一一日、バラッドの郊外で迫撃砲による攻撃を受けて三六時間後にはウォルターリードの手術台の上にいた。両側大腿部の外傷と腹部外傷、右手の榴散弾、顔面損傷のために死の淵にあった。戦場からバラッドの第三一CSHに搬送され、そこでは、出血を止め、静脈点滴と輸血を開始して救命措置を行い、両足の大腿部は切断した。探索的開腹手術を行い、大腸の破裂が見つかり、大腸切除を行った。腹部を閉じないまま、透明のプラスチックのカバーを縫いつけた。メモを飛行士の体にテープで留め、そこに外科医が施した処置を書いた。飛行士がドイツに到着したとき、たとえ生き延びたとしても、回復までに三〇日以上がかかると陸軍の外科医は判断した。救命措置を続けながら、創傷に対する洗浄処置をさっと行い、ウォルターリードに転送した。ここで、数週間の集中治療と手術を乗り越えて、飛行士は生き延びた。ここに至るまでのケアは前例がない。結果もそうである。前の戦争では、彼ほどの外傷を受けて生き延びた者はいない。

しかし、死亡率こそ低いが、その人が犠牲にしたものは大きい。飛行士は片足を膝から上で失い、もう片足も臀部からなく、右手も、顔の一部もない。彼に会ったとき、飛行士はずっと上調子だった。「気分上々です。サー」と言う。彼や彼と同じような負傷兵がこれからどうやって生きていくのか、生活できるのかはまだだれも答えられない。腹部の傷のために、自分自身の力でベッドから下りたり、車いすに移動したりができない。片手しかないので、人工肛門の管理も自分ではできない。ここまで広範囲の傷を負った人のリハビリをした経験がわれわれにはないのである。彼らが意義のある人生を送るために、何ができるのかをわれわれは今から学びはじめている、そう言う他にない。

二〇〇四年四月四日、バグダッドのすぐ西側にあるファルージャで、四人の民間軍事会社の警備員が殺され、遺体が晒された。その後、一・五万から二万人による暴動から市内を守るために、海兵隊の三個大隊が攻勢を開始した。五日間の激しい戦闘とイラク政府からの抗議のあと、ホワイトハウスは部隊に撤退を命じた。七カ月後、一一月九日、海兵隊は二回目の攻勢をかけた。海兵隊の四個大隊と陸軍の機械化歩兵大隊二つ、合計一万二千人の兵士が投入され、二百あるモスクと市内の数千の建物に隠れた狙撃兵や暴徒化した群衆と、市内の通りという通りで戦った。一週間で、市内を再度、確保することができたが、戦闘自体はそれから何週間も続いた。ファルージャでの二つの戦闘では、米軍だけで合計一一〇〇人以上の負傷者が生じた。群衆のなかの負傷者の数は数えられていない。負傷者をケアするための外傷外科医は、付近には二〇人以下しかいなかった。脳外科医はイラク全体で二人だけである。海兵隊と陸軍の前線外科部隊は負傷者を収容はするものの、すぐに満杯になった。残りは、時速三二〇キロのブラックホーク・ヘリコプターで野戦病院に運ばれた。半数はバグダッドにある第三一ＣＳＨに運ばれたのである。

ボストンで私が一緒に研修を受けた外科医のもう一人が、マイケル・マーフィーである。彼は、当時、予備役だった。ノース・キャロライナで血管外科医をしていた彼は、二〇〇四年六月に陸軍の予備役に志願した。一〇月には米国中央軍から招集された。「日曜日にダーハムを出たと思ったら、一週間後には手のなかにＭ９ピストルを持って、イラクのアイリッシュ通りを走るトラック集団のなかにいた。自分はいったいどこに入りこんだんだ？　と思っていたよ」。後に彼は私にこう話した。

第三一ＣＳＨにマーフィーが到着するや否や――彼はまだ旅行鞄を手につかんだままだった――腹部に榴散弾を受け、両足はなく、一方の腕の動脈からは血が吹き出している兵士を助けるために、手術室に送りこまれた。マーフィーが今までに経験したなかで最悪の外傷だった。医師や看護師、助手は負傷した兵士をまるで雨に濡れた子犬を乾かすかのように扱っていた。スタッフがチーム一体となって働く様子は、マーフィーにとっては初めての経験だった。「切り間違えていないかどうかを死ぬほど気にしていた僕が、二週間の間に、外科医としての最高の満足感を得られたよ」と彼は話してくれた。

「幽《かそ》けき者の怒り作戦」、米軍ではこう呼ばれたファルージャでの一一月の戦闘ではＣＳＨはほとんど崩壊寸前までに至った。「負傷者が五人、一〇人、一五人と、二時間ごとに波のように押し寄せてくるんだ」マーフィーは語る。CSHはERに五床、手術台が五つ、集中治療チームが一つもっていたが、これではとても足りなかった。しかし、彼らはやりとげたのである。外科医と救急医は、今までに見たことがないような重傷者を診た。だれであれ、手が空いていれば、家庭医だろうが小児科医だろうが、たとえ眼科医だろうが、比較的傷が軽い負傷者を安定させた。外科チームは手術室に詰め切りになり、次から次に負傷兵を手術台に乗せては下ろしするために、外傷をコントロールする手術をしつづけた。状態が安定すれば、負傷した米国人はラントシュトゥールに送られた。患者の三分の一はイラク人の負傷者であり、市民や守備隊員であれば、イラクの病院のベッドが見つかるまで滞在した。暴徒であれば回復まで滞在し、それから収容所に送られた。この混乱のなかで、マーフィーと同僚は途中で三〇分程度の休憩を挟んで四八時間働き詰めたという。ちょっと寝たあと、それからまた、四八時間かときにはそれ以上、働きつづけた。

一一月の戦闘の最初の六日間で、六〇九人の米兵が負傷した。それでも、医療チームの努力で、全体の死亡率はちょうど一〇パーセントだった。ファルージャにおける二つの戦闘で、一一〇〇人の米兵が負傷したが、亡くなったのは一〇四人だけだった。目を見張るような成果である。そして、それは想像を超えるような断固とした勤勉さによってのみ成しとげられたものである。たとえば、ファルージャにおける負傷者に何が起こったかを、私たちは統計を通じて知ることができるという事実について考えてみて欲しい。こんなことができるのも、カオスと疲労のなかで、医療チームがわざわざ時間を割き、外傷と結果について、日誌の記録に残したからである。第三一CSHでは、三人の上位医師がデータ収集の任に当たった。一人の外傷者について、七五の記録を入力したのである。そうすることによって、のちの解析から、兵士にどんなパターンで何が起こり、治療がどのように有効だったかを知ることができるのである。「二台のコンピューターがある医師用の小部屋があってね」マーフィーは当時を思い出してくれた。「上位医師が夜遅くや、早朝にデータを入力していたんだ」。

こうしたデータ入力を、普段はなかなかやらない。アメリカの典型的な病院に、手術後最初の六カ月間の死亡率と合併症発生率を尋ねてみるといい。どこも答えられないだろう。医師にこうしたデータを集めるように命じる病院はごくわずかである。「医者は忙しい」。私もそう答えたくなる。しかしそんなとき、私はバグダッドの夜更けにパソコンに向かっていた外科医のことを思い浮かべる。結果がどれだけ大切かを知っていたからこそ、彼らは睡眠時間を削って、データを集めていたのである。そうした細部にわたる調査が自分たちのパフォーマンスに与える影響を理解していた。世界からポリオを撲滅しようとしているWHOの医師たちも、ピッツバーグの在郷軍人病院で院内感染を根絶しようとしているスタッフも、同じような調査を行っていた。それだけが、改善のチャンスを与えてくれるのである。

戦争が進むにつれて、医療チームは予測もしなかったような数々の事態に直面しなければならなくなった。予定よりも戦争ははるかに長引き、負傷兵の数は増えつづけ、負傷の性質も変わった。しかし、データの重要性はどうなろうとも変わらなかった。たとえば、外科医たちが外傷日誌を見直し、失明を起こすような外傷が驚くほど高頻度で起こっていることがわかった。ただちに、兵士たちに眼のプロテクターを装着することが指示された。しかし、支給されたゴーグルはあまりにもみっともなかった。ある兵士は「あれはフロリダの隠居老人がかけているやつみたいなんだ」と言う。軍部はファッションにも気を遣うようになり、ワイリー社のクールなフォルムの防弾サングラスに切り替えた。眼の外傷は見事に減少した。

軍医たちは、自爆テロや地雷、その他のＩＥＤによる爆傷が増加し、対処がとくに難しいことを見いだした。ＩＥＤによる外傷はしばしば、貫通傷と打撲傷、熱傷の合体になる。爆弾によって飛散し、負傷者の体に食い込むものは釘やボルトなどにかぎらない。泥や布、自爆テロ犯の骨さえも含まれる。ＩＥＤ攻撃による被害者は、一見したところは小さな傷からも出血し、止まらない。軍部は初期治療キットを変更し、止血帯のような形をした、腕の周りを一周させて兵士が自分の片手で留められるような、救急用絆創膏を含めるようにした。止血効果が高い薬品を染みこませた新しい絆創膏も配られた。爆傷による負傷者を収容した外科チームは、腹部手術などの治療を開始する前に、ガーゼですべての出血部位を抑えるようになった。それから、手術的な外傷の清浄化を行い、感染性の体内残留物を適切に除去できるようにしたのである。

だからといって、軍医たちがいつも解決法を見つけているわけではない。日誌をみると、答えのない数多くの問題の存在も明らかになる。イラク戦争の初期、たとえば、ケブラー防弾チョッキによって体幹の傷は劇的に減らすことができた。しかし、外科医たちが調べると、ＩＥＤによる受傷の場合には、爆発による外傷はプロテクターの下から上方向に広がったり、脇の換気口からなかに入り込んでいることがわかった。爆傷は他にも、整形外科医が、「絞り込んだ四肢」と呼ぶような前例のない外傷を引き起こす。軟部組織や骨、しばしば血管も巻き込んだ四肢の外傷である。こうした傷は重症であり、致命的になることもあり、四肢切断を行うかどうかは整形外科医にとってもっとも難しい判断である。軍の外科医は、民間の外傷治療基準に沿って判断することが普通だった。しかし、治療の結果を見直すと、この戦争では民間の基準は当てはまらないことが明らかだった。おそらく、四肢の外傷が民間の場合よりも重度であり、他の臓器の外傷もしばしば合併していることから、通常の基準に沿って四肢を保存しようとする試みはしばしば失敗に終わった。命を危険にさらすような出血や壊疽、敗血症を伴うことが多かったのである。

あとから起こる合併症も、いうまでもなく対応が困難である。たとえば、肺塞栓症と下肢の血栓（深部静脈血栓症）が驚くほど高いことを外科医たちはあとから知ることになった。四肢の傷の重さと負傷者を長距離輸送させることが多いためだろう。初期のデータでは、ウォルターリードに到着した負傷者の五パーセントが肺塞栓症を起こし、二人が亡くなった。解決法は見つからなかった。新鮮な傷があり、手術箇所が多い患者に対して、抗血液凝固剤を使うことは考えられなかった。

これは一つの謎だが、負傷兵は、多剤耐性バクテリアであるアシネトバクター・バウマニによる感染症の流行もイラクから米国に持ち込んできた。アフガニスタンからの兵士にはこのようなバクテリアは検出されなかった。抗生物質の使用によってこの耐性が生じたのか、イラクに派遣された部隊のなかに最初から潜んでいたのかは、まだわからない。いずれにしても、二〇〇四年のウォルターリードにおいて医学的な理由で隔離が必要だった四四二人の統計からみると、三七人（八・四パーセント）がアシネトバクターが培養検査で陽性だった。今までの経験よりもはるかに高い。アシネトバクターは創傷や補装具、カテーテルに広がり、少なくとも他の三カ所の病院にも伝染していた。のちに、イラクから送られてきた兵士たちは到着時に原則として隔離とし、このバクテリアを持っているかどうかをチェックされるようになった。ウォルターリードでも、医療スタッフにたいして、手洗いを励行するようにキャンペーンを行うようになった。

これらは単純な医学的問題である。他の問題が、戦争の状況が変わるにつれて、生じるようになってきた。電撃的で、移動をともなうような作戦から、長期的に一カ所に駐留するような作戦に変わってきたことで、CSHは固定的な施設に変わることを余儀なくされた。たとえば、バグダッドでは、医療スタッフはグリーンゾーンにあるイブン・シーナ病院に移動した。この移動の結果、イラク市民の受診者が増えることになった。医療をどうするかについての指針はなかった。病院によっては自爆テロ犯が患者のなかに紛れ込んで、米国人をターゲットにすることを恐れ、市民の受け入れを拒んだ。受け入れたところでは、今度は、患者の数に圧倒されることになった。とくに、小児科の患者が多い。小児科はもともとスタッフの数も補給も少ない。

スタッフと医療資源の追加要求が、あらゆる部隊から上がってきた。しかし、軍が直面している医療需要が増加するにつれ、医療関係の人員の補給は厳しくなった。軍務への志願者が急激に減った。二〇〇四年、陸軍によれば、マーフィー以外で予備役に加わった外科医は一四人だけだった。多くの軍医が二回目の派遣や期間延長を経験した。それでも数が足りない。泌尿器科医や形成外科医、心臓胸部外科医が一般外科医のポジションに移された。幕僚たちは、外科医を三回目の派遣に送ることも考え出した。国防省は医療専門家の募集のために、給与の引き上げを行うことを発表した。しかし、この作戦は成功しなかった。軍医の給与が他を超えたことは一度もなかったし、軍務につくことはほぼ確実に家族の元を離れて、海外に派遣されることを意味し、危険も伴う。給与引き上げだけでは志願者を増やすことには不十分だった。二〇〇五年の半ばには、イラクとアフガニスタンでの戦争は、第二次世界大戦での米軍参戦期間よりも期間が長くなった。あるいは、徴兵制度なしで行われた戦争では最長の戦争になった。徴兵制度なしで、一国の軍医団が、このような際立つパフォーマンスを維持することは、極度に困難な課題である。

にもかかわらず、少なくとも今までは、彼らはやりつづけたのである。二〇〇六年末の時点で、医療チームは戦場で負傷した兵士の九〇パーセントを救命するという、驚くべき数字を残した。軍医団は戦傷者治療の戦略を変えることを続けたのである。パフォーマンスの科学に対するコミットメントがその背景にあった。新技術の発見を待つようなことはしなかった。そして、この数字は例を見ない厳しい状況と、英雄的な犠牲を伴っていた。

ある一人の外科医をとくに取り上げたい。米軍の奨学金によってジョージワシントン大学医学部を卒業したマーク・テイラー医師は、二〇〇一年、ノースカロライナ州にあるフォート・ブラッグ・ウォマック陸軍医療センターで一般外科医としての軍務を開始した。他の軍医と同様に、彼も二回、イラクに派遣された――最初は二〇〇三年二、三月、二回目が二〇〇三年八月から翌年の冬にかけて、第七八二前線外科小隊の隊員として派遣されたのである。本国に帰る四日前の二〇〇四年三月二〇日、ファルージャの郊外にある宿舎の外に出て、携帯電話をかけようとしていた四一歳の外科医を、ロケット手榴弾が襲った。彼の小隊の努力も空しく、テイラー医師は息を吹き返すことはなかった。

彼ほどの犠牲を払った医師は他にはいない。

第２部

正しく行う

裸

映画「カンダハール」にはとてもよくできた魅惑的なシーンがある。タリバン政権の下のアフガニスタンを描いた二〇〇一年制作の映画である。男性内科医が女性患者を診察するように依頼される。二人の間には、全面に暗いカーテンが掛けられ仕切られたままである。その向こうで、女性はブルカを頭の先から爪先までおおって身につけている。二人は互いに直接話しかけることはない。患者と医師の間は、六歳くらいの患者の息子が橋渡しをする。母親はお腹が痛いのだと彼は言う。

「お母さんは食べたものを吐く?」医師が尋ねる。

「ママは食べたものを吐くの?」息子が尋ねる。

「いいえ」女性が答える。声ははっきりと聞こえるのだが、医師はまるで何も聞こえていないかのようにしてじっと次を待つ。

「いいえ」息子が医師に伝える。

診察のために、カーテンには、直径五センチの穴が開いている。「もっと近づくように言いなさい」医師は息子に言った。息子は従った。母親は口を穴に寄せ、その穴を通して医師は口のなかを覗いた。「穴のところに眼を近づけさせなさい」と医師は言った。さらに診察は進んだ。言うまでもなく、こうすることが女性に対するマナーなのである。

外科医としてのキャリアをスタートしたとき、診察のときのエチケットがどうあるべきなのか、私にはさっぱりわからなかった。明確な基準は米国内にはなく、何が期待されているかも雲をつかむようであり、話題になるのは事件のことばかりである。身体診察は身体的な密着を伴う。裸の体を扱うことは——とくに医師が男性で、患者が女性である場合——、礼儀正しさと信頼関係についての疑問を引き起こすのは避けられない。

理想的なアプローチを発見した人はどこにもいないようだ。あるイラク人の外科医は、母国での身体診察の習慣を教えてくれた。彼は必要があれば女性の患者の診察をするのにためらいはないという。しかし、同性ではない医師と患者が、二人きりになることは眉をひそめることになるのは当然なので、患者の家族を常に付き添わせるようにしているという。女性の場合、衣類を脱いだり、診察用ガウンに着替えたりすることはない。その代わり、一時に常に体の一部だけを露出するようにする。彼によれば、看護師を付添人としてつけることは滅多にない。もし医師が女性ならば、付添人は不要だし、男性ならば、家族が不都合なことが起こらないようにいてくれればいい。

私が会ったベネズエラ人の医師によれば、カラカスでは、女性患者の胸部や腰部を診察するとき、医師の性別を問わず、ほぼ常に付添人をつけるという。「こうすれば、誤解が生じないから」と彼は言う。

付添人は医療関係者でなければならない。つまり、家族は診察室の外に追いやられ、女性の看護師がなかに入る。もし、付添人の都合がつかなかったり、患者が拒んだりすれば、診察は行われない。

キエフ出身のウクライナ人の内科医は、付添人をつける医師というのは母国では聞いたことがないという。付添人とはそもそも何なのかから彼女に説明しなければならなかった。もし、家族がついてきているならば、男女を問わず、診察室から出す、と彼女は言う。患者も医師もユニフォームを身にまとう。患者は白の診察ガウン、医師は白衣である。名字でお互いを呼び合う。状況を誤解されないように、親密さ・なれなれしさを装うようなことは一切しない。彼女によれば、この習慣があれば、信頼関係が保たれ、ケアのための行為が誤解されることはない、という。

どうやら、医師各人がそれぞれの意見を持っているようである。

二〇〇三年一〇月、自分のクリニックを開業した。まもなく、第一号の患者が診察室に入ってきた。生まれて初めて、私は自分が患者と二人きりになっていることに気がついた。上級医師が同席して私の診察をチェックすることはなく、救急救命室でカーテンを隔てて、スタッフが走り回っていることもない。患者と私だけである。椅子に腰を下ろし、話した。何が起こって診察に来ることになったのか尋ね、既往歴や服用中の薬、家族歴・生活歴を質問した。時間が来て、体を見ることになった。

なんとも言えない、間合いの悪い瞬間があったことを認めざるを得ない。診察用ガウンは本能的に嫌いだった。クリニックのなかには、紙か薄手の布でできたサイズの合わないものしかなかった。まるで患者の体を露出し、風邪を引かせるためにデザインされたような代物である。患者の尊厳を考慮し、患者が普段着を着たままで診察をすることにした。もし、胆石の患者がシャツを来ていたならば、腹部を見るときにはそれを上にまくり上げてもらえればいい。しかし、ある日、タイツとワンピースのドレスを着た患者がやってきた。次にやってくるのは、ドレスを首の所まで捲り上げ、タイツは膝まで下げ、そして、患者と二人で当惑する時間である。胸部の腫瘤ならば、理屈上はなんとかなる——女性にブラジャーのホックを外してもらい、シャツを上に上げるか、前を開けてもらえればよい。しかし、実際には、なんとも言えない奇妙な感じになる。脈をチェックするだけでも問題になる。下着を履いたままの足では、衣類を上にたくし上げるだけでは、大腿動脈のチェックを十分にはできない。（大腿動脈は股の溝のところで触れる。）下着を靴のところまで下げさせることもできるが……、やめておこう。結局、患者をいまいましい診察用ガウンに着替えさせるようになった。（もっとも、女性患者と比べると男性患者にはそれほど着替えさせていない。知り合いの女性泌尿器科医に、男性患者の性器を診たり、直腸診をするとき、ガウンに着替えさせるかどうか尋ねたら、ノーという返事だった。私も彼女も、今は、単純にズボンの前を開けてもらって、下に下げるだけである。）

女性の患者に付添人をつけるかどうかについては、はっきりした方針を私は持っていない。骨盤領域を診察するときには医療関係者を呼ぶことが常だし、胸部の場合にはそうしない。直腸診の場合にはバラバラである。

同僚の医師を対象に調査してみた。答えはさまざまだった。骨盤領域や直腸診では付添人をつけるという医師が多かった。「ウェストラインから下は全部」というものだった。胸部診察でつけるのはまれである。胸部と骨盤では付添人をつけるが、直腸ではしない、という医師もいる。まったくつけないという医師もいた。産婦人科医の場合、私が話を聞いた相手のなかで男性医師の半分は、自分の所属する科では、付添人をつけないのが普通だという。付添人という言葉自体を嫌がる男性医師もいた。なぜなら、その言葉自体が不信感を意味するからである。彼は、骨盤や胸部の診察では「助手」をつけることがあるという。多くはないが、一部の患者では、最初の診察のあと、助手の存在を必要とする者がいるという。姉妹や彼氏、母親などに診察中についていて欲しい、という患者に対しては、希望通りさせるという。しかし、家族の付き添いがあるからと言って、誤解や訴訟から自分を守れるという幻想はもっていない、と彼は言う。代わりに彼は、患者の表情を読んで、看護師を証人として診察に付き添わせたほうが賢明かどうかを判断しているという。

私の病院のレジデントの男性医師は、ロンドンで研修を受けたことがある。対応に差があることが変だと言う。「イギリスでは、女性の腹部を看護師をつけずに診察することは絶対にしない。でも、この病院の救急救命室で、女性の直腸診や鼠径部のリンパ節を診るときに私が看護師を呼ぼうとしたら、周りが、変だ、おかしいと言う。「君、一人でやればいいじゃないか」とこの病院のみんなが言う」。彼に言わせれば、「英国では、女性、とくに相手が若いとき、胸や直腸はもちろん、大腿動脈の拍動を取るだけでも、付添人なしでやるなんてありえない。たいした手間じゃない。しかし、もし、たった一人の患者でも文句をつけてきたらどうなるか？「足が痛くて来たのに、先生は私のお股に手をいれてきたのよ」そして、セクハラの疑いで休職になるんだ」

イギリスの基準は厳しい——英国ＧＭＣ（医師資格を認定・剝奪する審議会）や王立医師会、王立産婦人科学会は、「親密な診察」（胸部や性器、直腸を含む診察）を行う場合、患者と医師の性別にかかわりなく、すべての患者に対して適切な性別の付添人を供しなければならないと明言している。[1] 男性医師が女性患者に親密な診察を行うときに、付添人がいなければならないのである。付添人は女性の医療スタッフであり、名前をカルテに記録しなければならない。もし、患者が付添人をつけることを拒み、急を要しないならば、代わりに診察ができる女性医師の都合がつくまでは、診察を延期しなければならない。

米国では、このようなガイドラインの類いはない。[2] 医師に何を要求していいのかは患者側にはわからない。何らかの最小限のガイドラインが決められてしかるべきなのは言うまでもない。医療目的以外で患者の胸や性器に触れることは、性的逸脱であり、処罰の対象になることを米国医療委員会連盟は明記している。キスなどの行為やマスターベーションを医者の前でさせること、また、性的サービスで医療費を払わせることも禁じている。不適切な性行為は、身体に触れないことだけでなく、他にもある。たとえば、患者をデートに誘うことや性的嗜好を批判すること、体型やファッションについて性的なコメントをすること、また、性経験や性的な空想について話をすることも含まれる。医学部でこうした境界線を教えてもらった覚えはないが、私としては教える必要がないことだと考えている。

診察場面で、正しくふるまおうとする医師にとってこの境界線は本質的に曖昧である。どんな患者でも、「あれ?」と思うことがあるだろう。「先生は本当にそこを触る必要があるのだろうか?」そして医師としては患者の性的履歴について単純に尋ねているだけのつもりでもその意図がはっきりわかっていることがあるだろうか。どの医療専門家であっても、望ましくない方向に自らの考えが向かっていってしまい、当惑したりすることがあるのだから、不適切なことになる可能性は否めない。

意外なところにある刺青に対する一言や冗談のようなたった一言が診察の雰囲気をガラリとかえてしまう。ある外科医は、「おっぱい」にシコリがあると訴える若い患者を診た話をしてくれた。その医師が同じことばを使って返事をしたら、患者はガラリと表情を変え、あとで苦情を申し立ててきた。私の知り合いの女性は、産婦人科医による診察の途中で逃げ出してきた。下腹部の診察中に医師が彼女の日焼けの痕を素直に褒めたことが原因だった。

診察それ自体のどのように、どこを触るかということが、言うまでもなく、もっとも不確かな領域である。医師が行っていることに、正当性があるかどうかを患者が疑いはじめたとしたら、何かが間違っていることになる。では、私たち医師はどうあるべきだろうか。

より厳しく、より画一的な専門的基準を考慮すべき理由はいくらでもある。一つは患者を害から守ることである。米国医療委員会連盟による医師に対する処罰の四パーセントは、性関係の違反行為である。医師の二百人に一人は、キャリアのなかで、患者との性的違反行為のために処罰を受ける。内診中に、患者と性交するような言語道断なケースもある。圧倒的多数は男性医師と女性患者との間で起こり、ほぼすべてが付添人なしの状況で起こっている。ある州では、ケースの三分の一は患者とデートをしたり、性的に触れたりすることである。他の三分の二は、性的な接触までには至らない不適切な身体接触である。

また、明確な基準があれば医師に対する冤罪を減らすことも可能になる。付添人がいることによって、濡れ衣に対する強い防御になる。患者側の不適切な行動も同様に防止できるだろう。一九九四年の調査によれば、女子医学生の七二パーセントと男子医学生の二九パーセントが患者側からの性的な言動や行動にさらされた経験がある。(3) 女子学生の一二パーセントは患者から性的に触られたり、摑まれたりしている。

しかし、そうは言っても、逸脱行為や冤罪をなくすことが第一目的になってしまっては、患者の身体を診察するという医師の本来の目的をないがしろにすることになる。問題はこうしたケースがまれだということでも（統計によれば、実際そうなのだが）、不適切な行為を完全に予防すること――ゼロトレランス〔「ダメ、絶対」〕――が不可能ということでもない。問題なのは、完全に予防しようとする手段をとれば、それは必ず、タリバンがやっているような方法にならざるを得ず、それは完全かつ十分な診察を不可能にすることによって、患者に害を与えるリスクを持つことである。

医療の手順の基準を厳しくするもっとも重要な理由は、患者と医師の間の信頼と理解を改善するという基本的なことである。最近の医療で見られる医師と患者の間の垣根をとるような動き――白衣が消え、医師と患者が時には親しげに言葉を交わす――が、以前はあった医師と患者の境界線を曖昧なものにしてしまった。診察室でのエチケットはどうあるべきかについて、医師も曖昧にしていたのならば、患者の方もそうなるのも当然ではないか？　あるいは、誤解が起こっても当然である。古い習慣を投げ捨てるのはいいのだが、その代わりになるものをまだ私たちは持ち合わせていない。

泌尿器科医である私の父は、このような曖昧さをどうやって回避するかをよく考えていた。父はよく私に、最初の時点から南部オハイオの小さな町で開業するインド人移民であるという、よそ者という立場の弱さを感じていたと語ってくれた。泌尿器科医として通常行うことは、どんなことなのかを患者にはっきりとわからせるようなガイドラインがなかったので、患者に疑問を持たれないようにありとあらゆる努力をしていた。

それは診察の前から始まっている。必ず、ネクタイをつけ、白衣を着て診察室に現われた。礼儀正しく恭しくふるまう。患者のことを個人的に知っていたとしても、また、患者の私的なことについて遠慮なく話すときでも（テーマはインポテンツから、不倫にまで及ぶ）、使う言葉を医学的なものだけにした。女性の患者が診察衣を着るときには着替えている間、部屋の外に出た。診察中にどのようなことをするのか、なぜそうするのかについて、あらかじめ、説明する時間を作っていた。患者が診察台に横たわり、チャックを開けたり、ボタンを外したりするときも、手を出し助けることをしないようにした。上腹部の診察でも手袋をつけるようにしている。どこを診察する場合でも、患者が一八歳以下の女性の場合は、付添人として看護婦をつけるようにした。

このやり方はうまくいっている。診療所は繁盛している。悪い噂は立っていない。父の患者に囲まれて私は育ったが、どの患者も父を完璧に信頼しているようだった。

しかし、今の私の目から見ると、父のやり方をおかしく感じるところもある。私の患者は腰より上に問題がある患者と、腰より下に問題がある患者がほぼ同数である。通常の腹部診察や脇の下のリンパ節を診察するために、付添人をつけることは無駄なことのように思える。性器以外を診察するときには手袋をつけたりしない。しかし、父の診察の態度は真似るように心がけている。礼儀正しい言葉と服装、慎み深さと正確な診察である。父の例からよく考えるうちに、私も自分のやり方を変えた。今では、通常、下腹部の診察だけでなく、女性の乳房や直腸の診察の場合にも、付添人をつけるようになった。

「もし、差し支えがなければ、看護婦を呼んできます」という。「彼女が付き添ってくれます」

医療での成功を台無しにすることは驚くほど容易である。経験と技術を身につけた専門家としてあなたは患者の前に立つ。ちょっとしたマナー違反があなたをくじくとは思いもよらない。しかし、どのように気さくにふるまおうが、格式張ろうが、あるいは率直にしようが、医療行為は科学的側面だけでなく、社交的な側面も持ってしまう。どのように詫びようが、自信たっぷりにふるまおうが、あるいは金のことを気にかけようが、それでも同じである。病いと戦うこの仕事は、遺伝子や細胞ではなく、人を相手することから始まる。その事実が医療を複雑で魅力的なものにしている。ひとつひとつのやりとりでどう患者とかかわるかが、患者が医師を信頼するかどうか、話を聞いてもらったと感じるかどうか、診断が正しいかどうか、治療が正しいかどうかを決める。しかし、このやりとりに完璧な処方箋というものはない。

付添人をつけるという私の解決策を取り上げてみよう。マンハッタンに住む三〇代の女性の友人が、ほくろが気になり、皮膚科を受診したときの話をしてくれた。担当医は六〇代で、することなすことすべてが医者らしく見えた。問題のほくろ以外に着古したガウンに隠された部分にもほくろがないかどうか調べるという段階で、担当医は付添人を呼び入れた。理屈では、こうすることで友人は落ち着き、安心するはずである。しかし、皮膚科医が友人の体のあちこちを調べている最中に付添人をつけることで、横でじっと立って見ているだけの看護助手だが、友人に対して、その場面自体に余計違和感を感じさせることになった。

「変な感じなの」と彼女は言う。「付添人をつけるという発想自体が変な考えを起こすわけ——今の状況は高度に危険で、相手がこう言った、こっちはこう言った、見たいな水かけ論を避けるために、どこを見るでもなく、口を開くでもなく、看護師が部屋の隅にじっと立っているわけ。そのせいでこっちは自分をすごく意識してしまうし、この奇妙な状況はまるで防衛体制レベル5なんだと受け取ってしまう。普段の普通の診察なのに、まるでビクトリア王朝時代のメロドラマのなかにいるような感じだったわ」

では、体を触って診察するとき、女性の患者を安心させるために、付添人をつけるべきか、つけないべきか？　私個人は、助手をつけることにはデメリットよりもメリットが多いと思う。しかし、だれも本当のところは知らない――そんな研究は行われたことがないのである。そして、そのことだけでも、医療における人のやりとりの重要性と難しさが軽視されていることを意味している。エチケットから金のことまで、怒りから倫理まで、すべての人のやりとりが、ごく普通の診察のなかにも含まれている。ここでの人間関係は深いところまで個人的なことであり、約束と信頼、希望を含んでいて、そうであることが単純な結果や統計で表される以上の臨床家としてのうまさを作るのである。医師は正しくふるまわなければいけない。どうすれば患者に取って正しくふるまえるかは、曖昧であり、時には途方に暮れるぐらいである。付添人をつけるかどうか？　診察で、気になるほくろを見つけたとしよう。しかし、セカンドオピニオンの判断は割れた。もう一度、診断を見直すか？　何度か治療を試みて失敗に終わったとしよう。治療をさらに続けるか、止めるか？　選択は必ずしなければならない。絶対に正しい選択などない。だけれども、われわれの選び方を今よりもよくする方法は必ずある。

医師が尽くす相手

マサチューセッツ州ミドルエセックス郡ケンブリッジの上位裁判所でのありふれた月曜日のことである。刑事訴訟が五二件、民事訴訟が一四七件係争中だった。法廷6Aでは、強姦三件と脅迫三件の罪でダニエル・カチュールが訴えられていた。法廷10Bでは、コカインの密輸入と武器の不法所持の罪でデイビッド・サンティアゴが訴えられていた。法廷7Bでは、ミニハンとウォーリンジャーの間で自動車事故についての民事裁判のスケジュール調整が行われていた。その隣の法廷7Aでは、ケネス・リード医師が医療過誤のために訴えられていた。

リード医師はハーバード大学で研修を受け、二一年間の経験を有する皮膚科医であり、今まで医療過誤で訴えられたことがない。この日、彼が法廷で尋問されたことは、おおよそ一〇年前に起こった二回の診察と一回の電話についてだった。一九九六年の夏、左太ももにできた一センチ幅のイボ状の黒っぽいできものの精査のために、かかりつけの内科医から紹介され、四八歳の女性、バーバラ・スタンレーが彼を受診した。診察室で局所麻酔をかけたあと、腫瘤の上部を生検のために削り取った。数日後に、病理医からの報告が戻ってきた。結果は皮膚がん、すなわち悪性黒色腫の疑いがきわめて高い、というものだった。次の診察で、リード医師はスタンレー婦人に、できものを完全に切除する必要があると伝えた。腫瘍の周りの健康な組織も二センチの幅で切り取らなければならない。医師は転移を恐れて、すぐに手術することを勧めたが、婦人は躊躇った。足にペンで書かれた切除箇所は九センチぐらいの幅になり、彼女としてはそこまで跡が残るような手術が必要だとは信じられなかった。知り合いにがんと誤診されて、不必要な手術を受ける羽目になった人がいるから、と彼女は話した。リード医師はさらに強く勧めたが、結局、二センチほど、太ももの見えている腫瘍部分だけを切除し、それを二回目の生検にかけることに決まった。医師は、別の病理医に腫瘍組織のすべてを送り、セカンドオピニオンを求めることに同意した。

リード医師が驚いたことに、二回目の組織標本にはがんらしいところが認められなかった。さらに、二人目の病理医を務めた、悪性黒色腫の著名な権威である、ウォレス・クラーク医師は一回目の標本も調べ、そもそも最初のがんという診断が誤りだったと結論づけた。「私としては悪性黒色腫ではないと思う。しかし、その可能性を完全に否定できたわけではない」と彼からの報告書に書かれていた。一九九六年九月の半ばごろ、リード医師とスタンレー婦人は電話でこの新しい所見について話し合った。

これまでのところについては争点にはなっていない。争いになっているのはそのあとに起こったことである。スタンレー側は、リード医師は悪性黒色腫はまったくない、セカンドオピニオンが一回目の標本についてもがんを否定したので、さらなる手術は不要、と言ったと主張する。これは、電話での会話内容についてリード医師が覚えていることと異なる。「私がバーバラ・スタンレーに伝えたことは、ウォレス・クラーク医師は腫瘍は若年性黒色腫〔スピッツ母斑〕と呼ばれる良性のものだと感じているが、悪性黒色腫を一〇〇パーセント否定する自信はない、ということだ」と証言した。「私はさらに、彼女に対して、クラーク医師の意見はこの腫瘍に対して適切な処置がなされていたということになるし、さらに経過観察が必要であり、ただちに手術を受けることは必ずしも必要ではないとクラーク医師が感じたことになる、と話した。また、最初の病理医の報告と矛盾があるから、このような場合、もっとも慎重を期するために、二センチの幅でさらに皮膚を切除させて欲しい、とバーバラ・スタンレーに説明した」。しかし、婦人は医師に食ってかかった。医師によれば、彼女はもう手術は受けたくない、と述べた。「この時点で、私はバーバラ・スタンレーに、最低限、経過観察のために定期的に受診して欲しい、と強く言った」と医師は言う。彼女はもう診てもらいたくない、と言った。

二年後、できものが再発した。スタンレーは別の医師にかかった。今度の病理医の報告は明確だった。深いところまで浸潤した悪性黒色腫である。一番最初の段階で、完全な切除を受けておくべきだった、と医師から伝えられた。さらに徹底的な治療を受けたとき、すでにがんは鼠径部のリンパ節にまで拡がっていた。一年間の化学療法も開始された。五カ月後、痙攣が起こった。脳と左肺にもがんが拡がっていた。放射線療法を受けた。二、三週間後、バーバラ・スタンレーは亡くなった。

しかし、亡くなる前、彼女は弁護士を病床に呼んでいた。職業別電話番号帳から、医療過誤訴訟のスペシャリストであるバリー・ラング弁護士の一ページ全面広告を見つけていた。弁護士は亡くなるその日に、彼女の病床を訪れたのである。スタンレー婦人はケネス・リードを訴えたい、と話した。ラング弁護士は引き受けた。六年後、バーバラ・スタンレーの子どもの代理人として、ケンブリッジ裁判所の法廷に立ち、リード医師を最初の証人として呼んだのである。

医療過誤訴訟は恐れられ、しばしば医師にとってはひどく腹だたしいが、医師人生のなかではよくあることである。(1)（私自身はまだ本物の裁判で訴えられたことがないが、この先にはあるだろうと覚悟している。）外科や産婦人科のような高リスクの診療科で働く医師は、平均して六年に一回、訴えられる。全体の七〇パーセントは、原告からの訴えの取り下げか医師側の勝訴で裁判が終結する。しかし、弁護に要する費用は高くつく。そして、医師が敗訴する場合、陪審員の評決の金額の平均は五〇万ドルである。一般外科医は医療過誤賠償保険に毎年、三万から三〇万ドルを払っている。保険料は州によって異なり、訴訟が多い州では高い。脳外科医と産婦人科医は五割増しを払う。このシステム自体が医師からみれば不合理である。医療を提供することが困難になる。医療のなかで、ミスをする可能性がある行為は何千とある。重大な間違いを一度も犯さない医師はどこにもいないのである。悪い結果に対して巨額の賠償を請求する裁判は、医師からみれば悪意があるとしか思えない、実際には何もミスを犯してない場合はなおさらである。

医師ならだれでも、ふざけた訴訟沙汰を経験したことがあるようだ。私の母は小児科医をしている。定期検診で二カ月児を診察した。健康で何も問題はなかったが、一週間後に、乳児突然死症候群（SIDS）のために亡くなった。SIDSの特徴の一つは、予兆やサインがまったくないことなのだが、それにもかかわらず、原告側は母がSIDSを防ぐべきだったのに怠ったと訴えた。私の同僚の一人は、ある女性の膵臓がんの手術を行い、命を救った。しかし、二、三年後、その女性から、腕の慢性痛の原因を作ったとして訴えられた。ありえないことだが、手術終了後の点滴のなかに含まれていたカリウムが痛みの原因だと彼女は主張した。私にもふざけた話がある。一九九〇年、まだ医学生だったころ、ケンブリッジの混み合ったバス停で立っていたときに、老婦人が私の足で躓き、肩を骨折した。彼女に私の電話番号を知らせた。あとで電話してもらい、どうなったかを教えてもらいたかったからである。彼女は番号を弁護士に教えた。弁護士は、その番号が医学部の代表電話だと知ると、彼は私を医療過誤で訴えようとした。老婦人を助け起こしたときに、肩の骨折を正しく診断しなかったことを理由に訴えを起こしたのである。（私が生理学の授業を受けているときに、裁判所の執行官がやってきて、私に召喚状を渡した。）私がまだ医学部一年生であり、老婦人を治療した経験がないことが明白になると、裁判所は訴えを却下した。次に、弁護士は五〇万ドルを私に請求する裁判を起こした。私が彼のクライエントを自転車で轢いたというのである。私は自転車を持っていなかった。しかし、それを法廷で証明するために、一年半の時間と弁護士などで一万五千ドルの費用がかかってしまった。

私の裁判の法廷は、リード医師の裁判が行われている法廷と同じ場所だった。それに気づいたとき、私に震えが走った。しかし、訴訟システムに対して医師が感じるのと同じように、みんなが感じるわけではない。おのおのの視点にギャップがあることを理解しようとしてこの法廷に私はやってきたのだった。傍聴席で、バーバラ・スタンレーの息子であるアーニー・ブローの隣に席を取った。待ちつづけた六年間は、まるで拷問のようで疲れたよ、と彼は私に話してくれた。彼はワシントン州にある臨床検査室で働いている。裁判に出るために、有休を取り、飛行機代とホテル代を自分の蓄えから支払わなければばならない。彼が到着した日に延期と知らされた二回分も含めて。「母が亡くなる前に、私に裁判を起こしてくれ、と頼んだんだ、そうでなければここにはいないよ」彼は言う。「リードのせいでなくした年月のことで、母は怒っていたんだ」。リードが裁判に呼ばれたということに彼は喜んでいた。

ラング弁護士が質問を浴びせかける間、リード医師は証人席で背筋をまっすぐに伸ばし、じっと動かずにいた。心の動揺を見せないよう、努めているように見えた。小児形成外科医の友人は、自分自身が医療過誤訴訟で法廷に立たされることになったとき、法廷でどのように自分を見せればいいかについて弁護士から受けた指示を教えてくれた——光り物や高価な物を身につけてはいけない。笑顔、冗談、しかめ面は禁止。怒りやイライラを表に出してはいけないが、自信たっぷりに見えたり、こびへつらうように見えたりしてもいけない。では、いったい、どんなふうに自分を見せればいいのだろうか？　リード医師はひたすら無表情でいることを選んだようだった。質問のなかに仕組まれた落とし穴はすべてかわしていたが、頑なにミスしないように努めた結果、かえって不安のあまり自己防衛過剰になっているように見えた。

「では、あなたはこれには同意しないのですか？」ラング弁護士が尋ねた、「拡がる前に切除すれば、それ（悪性黒色腫）は治癒が可能だと？」もし、同じ質問を患者がしたのなら、リード医師はためらわずに、イエスと答えただろう。しかし、今は弁護士が尋ねている。しばらく考え、イエスと答えるのは危険だと考えた。

「そういう仮説があります」リードは答えた。

ラング弁護士はこのタイプの答えを待っていた。リードの最大の問題は、九月中旬にバーバラ・スタンレーとした電話の内容をメモに取っていなかったことだった。彼から見た事象の裏づけになる証拠を何も出せなかった。そして、ラング弁護士が幾度も陪審員に呼びかけたように、原告側には、被告の医療過誤を疑わせる合理的な理由以上のものを提示する必要がない。ラングにとっては、リード医師が医療過誤を起こした可能性がゼロではないと、一二人の陪審員のうち一〇人が考えてくれればいいのである。

「八月三一日にバーバラ・スタンレーと電話で会話したことを記録したのですね、間違いないですか？」ラングが尋ねた。

「おっしゃる通りです」

「おたくの事務員があなたとバーバラ・スタンレーが八月一日にも話し合いをしたと記録している、そうですね？」

「おっしゃる通りです」

「あなたはモールデン病院からの電話の記録を取っている、そうですね？」

「おっしゃる通りです」

「九月六日にバーバラ・スタンレーに感染症の処方をしたとき、あなたは彼女との電話の記録をとっている、そうですね？」

「おっしゃる通りです」

「ということは、患者とのやりとりと電話の内容について記録を取るように努めていて、そうする習慣があなたにはある、そうですね？」

「おっしゃる通りです」

ラングは質問の糸を一本にまとめはじめた。「あなたの意見では、バーバラ・スタンレーに必要だったのは、二センチの切除であったと、その通り間違いないですね？」

「スタンレーさんに勧めたことがそのことです」

「しかし、あなたはホックマン医師（スタンレー婦人のかかりつけ内科医）に「彼女には二センチの切除が必要だ」と伝えなかった、そうですね？」

「おっしゃる通りです」

「しかし、「バーバラ・スタンレーにはそう伝えたと信じて欲しい」と、ここにいる陪審員に対しておっしゃっている」

「私は、陪審員に真実を信じて欲しいと思っているだけです。つまり、私は、二センチの切除が必要だとバーバラ・スタンレーに伝えたという事実を」

ラングは声を大にした。「あなたはバーバラ・スタンレーにそのことを伝えるべきだった、そうですね？」リードは偽証していると言わんばかりである。

「何度も、バーバラ・スタンレーに私は伝えたんです！」リードは抗った。「だけれど、彼女が拒んだ」。尋問が続く間、リードは自分の憤慨を抑えようとし、ラングはリードを信用できない人間に仕立てようとした。

「先生、医師になってから今まで、どのくらい論文を書いたのですか？」ラングは他のところを突いてきた。

「三本」リードは言った。

ラングは眉をつり上げ、口をぽかんと開き、二、三秒、そのまま立っていた。「二〇年という間に、三本の論文ですか？」

「先生、あなたは美容整形も結構手がけているのですよね、そうですね？」しばらくしてから、ラングは尋ねた。

陪審員がラングの嫌みに乗ったかどうかは私にはわからない。彼の尋問を聞いていると全身に虫酸が走る。治療がうまくいかず、記録が完璧ではないケースを思い浮かべ、それについて訴えられ、被告席に立たされている自分を想像した。ラングは六〇歳、禿げていて、短身、そしてうるさい。いつも体のどこかを動かし、リードが反論すると目をギョロギョロさせる。相手に対する敬意はなく、わずかな礼儀を示すだけである。医療過誤訴訟専門の弁護士の典型とでも呼ぶべき人物である。ただ、一点、典型とは違うところがある。それが、私がわざわざこの裁判を傍聴にきた理由である――バリー・ラングは以前、医師だった。

二三年間、とくに小児を専門とした整形外科医として開業し、繁盛していた。他の外科医の弁護のために専門家証人として法廷に立ったこともある。それが転向して、法学部に入り、クリニックを閉じ、医師を訴える業務に新たに着手したわけである。彼を見るうちに、医師の説明責任についての彼の理解は、他の医師のそれとは違っているのでは？　と思うようになった。

ボストンのダウンタウン、金融街の中心部に位置するワンステート通りのビルの一〇階にあるラングの弁護士事務所を訪ねた。彼は私を温かく迎え入れてくれた。仮想敵というよりも、医者仲間として語り合っていることに気づいた。なぜ、医者をやめて医療過誤専門弁護士になったのか、理由を彼に尋ねた。金のためか？

その発想を彼は笑い飛ばした。法律の世界に入ることは「金の点では最悪だよ」と言った。始めたころ、ちょっとは見返りがあるだろうと期待していた。「ケースがいくつか来るだろうし、そのうちにいいのがあれば、その場合は医者も早めに示談で片をつけたいだろうから、さっさと終わるだろうと踏んでいた。しかし、現実は違った。私は今から思うと信じられないくらいナイーブだった。実際に裁判の日が来るまでだれも示談に持ち込もうとしない。こちらの証拠がどれだけ強力であってもそれは無関係。医者はいつも自分が正しいと考えている。時間が経てば考えも変わる。それに、今払うのと、あとで払うのとどちらを取るか、と聞かれたら、君ならどうする？」

法律の世界に飛び込んだ理由は、彼が言うには、自分ならうまくやれると思ったから、人助けになると思ったから、そして、医療を二三年間続けて、バーンアウトしたからである。「以前は、『今日は股関節置換術が二件も入っている、やった！』だったのだけどね」昔を思い出しているふうだった。「それが、いつしか、『二件も股関節置換術が今日、入っているのか、うんざり』」

彼の妻、ジャネットと話した。転職するというラングの決断にはショックを受けたという。二人がニューヨークのシラキューズ大学の学生だったとき、彼は医者以外の何かになることはまったく考えていなかった。シラキューズ大学医学部を卒業し、フィラデルフィアのテンプル大学病院で整形外科のレジデントを終え、マサチューセッツ州ニューベッドフォードで整形外科クリニックを開業して、繁盛し、満ち足りて、変化に富んだ人生を歩んでいた。クリニックから二、三本通りを隔てたところにある南ニューイングランド大学法学部の夜間部にラングが入学したときも、ジャネットは気にもとめなかった。彼女からみれば、夫は「死ぬまで学校に行きつづける人」なのである。ある年は、近くの大学で英文学の講義を受けていた。ある年には、ユダヤ教の授業を受けていたこともある。航空機のパイロットの教習を受けて間もなくアクロバット飛行の競技大会に出たこともある。法学部も、また新しい暇つぶしのつもりで始まった、「ちょっとした気分転換のつもりだった」と彼は言った。

しかし、卒業したあと、司法試験を受け、弁護士資格をとった。国選弁護人の資格をとり、貧しいクライエントの弁護を時々務めるようになった。五〇歳になっていた。長年にわたる整形外科開業の結果、蓄えも十分にあり、医療よりも法律の方がずっと面白そうに見えた。一九九七年七月、自分の整形外科クリニックを仲間の医師に譲り渡し、相手を驚かせた。「医者人生にピリオドを打ったんだ」と彼は言う。

自分の強みは医療の経験だと考えて、最初は、患者から訴えられた医師の弁護を手がけようとした。しかし、彼には法律の経験がなく、医療過誤訴訟を手がける法律事務所は彼を雇おうとはしなかった。そして、州の医療過誤損害賠償会社も彼にケースを依頼してこなかった。しかたなく、小さな事務所を借りて、患者のための医療過誤専門の弁護士事務所を開くことにした。毎月数千ドルをかけて、テレビと電話番号帳に「ザ・法律ドクター」と謳った広告を載せた。電話がかかってくるようになった。新しい人生を始めてから五年たって、ようやく彼の担当したケースが法廷で裁かれるようになった。医療過誤専門弁護士になって八年目、今までに最低でも三〇ケースを示談に持ち込んでいる。他に八ケースが裁判に持ち込まれた。その大半で勝訴を勝ち取っている。リード医師の裁判の二週間前にも、胆嚢手術中に主胆管が傷つけられ、その後再建手術を繰り返した女性患者のケースで、賠償金四〇万ドルの評決を勝ち取っている。（賠償金の三分の一以上がラング弁護士の取り分になる。マサチューセッツ州法によれば、賠償金の最初の一五万ドルの四〇パーセントまで、次の一五万ドルの三三・三パーセント、さらに次の二〇万ドルの三〇パーセント、そして五〇万ドル以上の二五パーセントを弁護士が取っていい。）ラング弁護士は現在、最低でも六〇ケースを抱えている。もし、彼が金で問題を起こしたら、その六〇ケースが宙に浮いてしまう。

ラングによれば、一日に一〇─一二本の電話がかかってきて、大半は患者や家族からである。医療過誤訴訟を手がけていない弁護士から紹介されてくることもある。その場で大半を断る。いいケースが欲しいんだ、そしていいケースには二つのことが必要なんだ、と言う。「一番目に、医師が医療上の過失を犯していないといけない。二番目に、医師のせいで何か被害が起こっていないといけない」。相談のかなりが、この二つの条件で弾かれてしまう。「ある男性から電話がかかってきた。「救急で来たのに、待合室で四時間も待たされた。あとから来た患者が俺より先に診察室に入っていくんだ。俺は本当にひどい状態だったのに」私はこう尋ねた、「それで、そのせいで何が起こったのですか？」「何もないけど、しかし、四時間も待たされるなんてありえない」まあ、こんな馬鹿な話もあるんだ」

電話の主によっては、医師が過失を犯しているが、患者がたいした害を被っていない。よくある例では、ある女性が胸にしこりをみつけて、医者にかかったら、心配無用と言われた。しかし、やはり気になり、別の医者を受診したら、生検をされ、実はがんだったとわかった。「それで、その女性が私に電話をかけてきて「最初の医者を訴えたい」という」。ラングは言う、「たしかに最初の医師はがんを見逃しましたね、だけれど、あなたが受けた被害は?」患者自身は手遅れになる前に診断と治療を受けている。「だから、この場合、被害はゼロですね」

では、どのくらいの被害が想定されれば、手間暇かける価値が生じるのか? と彼に尋ねた。「それは腹の探り合いで決まる」と彼は答えた。典型的な場合で一ケース当たりにかかる費用は、四、五万ドルである。だから、歯科のケースはまず受けない、と言う。「歯が一本なくなったからと言って、陪審員が私に五万ドルをくれると思うか? 答えはノーだな」。被害は大きければ大きいほどいい。別の弁護士が言うには、「私は電話番号と同じ桁数で考えているんだ、被害はドルで最低七桁ないとね」。

もう一つ、考えるべきことは、原告が陪審員にどう見えるかだ。資料だけで判断すれば素晴らしいケースであっても、ラング弁護士は陪審員のことを思い浮かべながら、クライエントの話を聞く。この人物はきちんと話ができるか? 他人から変人やクレーマーのように見えたりしないか? 実際、私が話を聞いた弁護士たちは、被害そのものではなく原告の性質が賠償金を勝ち取るための鍵になると言う。ヴァーノン・グレンは、サウスキャロライナ州チャールストンの常勝弁護士で、「理想的なクライエントというのは、地域の社会的・政治的・文化的なパターンにぴったりはまった人だ」と言う。サウスキャロライナ州レキシントン郡の事例のことを教えてくれた。そこは二〇〇四年の大統領選挙で、ジョージ・ブッシュが七二パーセントの得票をした保守的な信心深い地域である。医療過誤訴訟弁護士には、反感を持った陪審員が多い。しかし、彼の原告は三〇代で三人の幼い子どもを抱えた白人でキリスト教徒の主婦でNASCAR〔米国で行われるカーレース〕を愛する三九歳のまじめに働く自動車整備工の夫を失った。二〇年間ずっと共和党に投票し、自分で家も増築するような人であった。それが医療過誤で亡くなったのだ。

よくある胆嚢手術中に医師が腸管を傷つけ、それに気づかなかった。（退院後、痛みが徐々に増してきていることを妻が医師に繰り返し伝えたにもかかわらず、医師は痛みどめを飲ませろ、と彼女に言っただけだった。）そして、夫はそのまま亡くなってしまった。妻は、落ち着いて話す、魅力的な人であったが、陪審員からみてとりたてて美人というほどでもなかった。怒ったり、うらみがましかったりすることはなかったが、いかにも夫の死を悔んでいて、手助けが必要に見えていた。もし、家族が英語を話せなかったり、夫が精神疾患やアルコール依存症やヘビースモーカーであったなら、あるいは、もし、刑事事件で過去に訴えられたりしていたら、グレンはこのケースを引き受けなかったであろう。今述べたように、原告はほぼ完璧なクライエントだった。結審の前日、被告は二四〇万ドルで示談に持ち込んだ。

　週に六〇の相談のうち、バリー・ラングが先へ進めるのは二ケースでそれについて医療過誤の証拠を探して医療記録をチェックする。多くの弁護士事務所は、看護師を雇って最初のチェックをさせている。ラングの場合は自分自身で、記録を集め、時間軸に沿って並べ替え、一ページごとにチェックしていく。

　医療過誤には法律上の定義がある（医師が診療上の義務を怠ること）。しかし、ラングがどう定義するかを知りたくなった。ラングによれば、過誤の結果として害が生じ、医師がそれを回避可能であったならば、それは医療過誤である。

　たいていの医師はこの定義に驚かされるだろう。診断が不確定であったり、微妙な手術であるような、難しいケースのことを考えると、どの医師であっても、理屈上は回避可能な重い合併症を起こすのである。ラングに私の患者のことを話してみた。腹腔鏡による肝臓手術後に大量出血を起こした男性、甲状腺手術後に嗄声が後遺症として残った患者、乳がんがあるのに、何カ月も私が見逃していた女性、どれも困難なケースだった。しかし、今、振り返ってみれば、もっとうまくやる方法があったことがわかる。ラングに「君は私を訴えるか？」と聞いた。陪審員にどうすれば医師がその害を避けることができたのか示すことができれば、そして、危害が十分に大きければ、「私は君をすぐに訴えるだろうね」と答えた。ではもし、私が外科医としてすぐれた業績があり、治療成績も全般に大変よく、良心的な医療をしていたならどうだと聞いた。「関係ないね」とラングは答えた。大事なことは一つだけだ。問題になったケースで君が何をしたかどうかだけ。自動車事故のようなものだよ、と彼は説明した。今まで完璧な運転歴を持っていたとしよう、しかしある日、赤信号を無視して子どもを跳ねたなら、それは過誤だね、と答えた。

別に医者に対して十字軍をやっているわけではないんだと、ラングは言う。彼自身も外科医だった時代に三回医療過誤訴訟の被告になった経験がある。一つはスポーツ外傷による膝の軟骨損傷を起こした若い女性に関節鏡手術をしたケースである。数年後、患者は膝関節炎を起こしたと訴えてきた。これはよく知られた避けられない合併症である。彼の希望とは無関係に保険会社は患者に約五千ドルを支払い、ラングによれば「厄介払い金」を渡して示談に持ち込んだ。その方が裁判するよりも安いからである。

別のケースでは、手首の外傷を起こした手工芸の職人がラングの修復手術で三本の指のしびれが余計にひどくなり仕事ができなくなったと訴えてきた。ハイリスクな手術であると、患者には警告しておいたのだが……とラングは述べた。手首を切開したとき、主要な神経が厚い瘢痕に包まれていたのを見つけた。神経をそこから引きはがす困難極まりない手術であった。いわば、壁紙から粘着テープをはがすようなものだという。そして、神経線維の何本かは止むなく、引き抜けてしまったのである。しかし、保険会社はこの理屈で勝てるかどうかに自信がなく、三〇万ドルで示談にもっていった。どちらのケースも賠償には値しないし、他の医師と同様にラング自身も憤慨していた。

しかし、三つ目のケースは明らかなミスの結果であり、二〇年前のことだが、いまだにしこりになって残っている。「もう少しうまくやれたのにと思うんだ」とラングは私に向かって言った。患者は六〇代で、膝関節置換術を予定していた。手術の二、三日前に診察室にやってきて、ふくらはぎが痛いと言った。ラングは深静脈血栓症（足の静脈中に血のかたまりができるもの）を考えたがまずありえないだろうと考え、それ以上の検査をしなかった。実際には、患者は血栓症があり、二日後には血栓が肺に詰まって患者は死亡した。保険会社はこのケースを四〇万ドルで示談にした。

「もし、私が原告側に立っていたなら、私はこのケースで裁判に持って行っただろうかと考えると、答えはイエスだ」と彼は言う。

「裁判で訴えられることは、恐ろしいし、すごくみじめだ。意図して患者を傷つける医師などいない」ラングは振り返る。しかし、そうした場合でも自分はケースについて広い視野から考えるようにしているのだという。「訴えられることは、たしかにたまらなく嫌なことだろうけれど、同時にビジネスの必要経費だと理解する必要もある。つまり、どんな人でも人生のなかで間違いを起こす。医師であれ自動車整備工であれ、会計士であれ、過誤は起こるし、だから保険にも入っているんだ。家のコンロをつけっぱなしにして、火事が起きればそれは過誤だ。それは犯罪者かどうかということではない」。彼から見れば、世間はごく自然なことを期待している。もし、医師がだれかに低水準の医療やはっきりしたミスのために重い被害を与えたなら、医師はその結果について責任を負わなければならない。

ラングが医師として経験した三つのケースは、私にとって医療過誤の議論を象徴しているように思える。最初の二つのケースは、不当に見えるし、今、ラングがどう言おうと、訴訟費用や裁判制度に対する信頼のせいにするわけにはいかないだろう。しかし、最後のケースは明らかなミスの結果、一人の男を死に追いやった。このような場合には、医師は患者や家族に対して何かすべきではないだろうか。

ビル・フランクリンは四〇年以上前からボストンのマサチューセッツ総合病院で診療している知り合いである。命を脅かすような重症のアレルギー治療のエキスパートで、子どもを持つ親でもある。数年前、彼の息子のピーターは、ボストン大学医学部の二年生だったときに、「調子が悪い」と父親に電話をかけた。発汗と咳、疲労感があった。フランクリンは、息子を自分の病院へ来させて診察した。症状の原因がわからなかったので、胸部レントゲンを撮った。その日遅く、放射線科医が「重大な話がある」とフランクリンに電話してきた。レントゲン写真にはピーターの胸部を埋め尽くすような腫瘍が写っており、それは肺を中央から外側へ押し出すように存在した。放射線科医として、今まで見たなかで最大の腫瘍だった。

自分自身の気を落ち着けたあと、フランクリンは、ピーターの自宅に電話をし、息子夫婦にその悪い知らせを伝えた。二人は小さな家に二人の子どもと住み、台所を改装中だった。そんな日常生活が止まってしまった。ピーターは病院に入院し、生検の結果、ホジキンリンパ腫と診断された。高線量放射線療法を胸と首に広く照射された。ピーターはそれでも何とか学校に戻ろうと決めていた。授業の合間に、放射線を受けられるように計画した。左の横隔膜が麻痺し、左の肺に損傷を受け、正常な呼吸ができなくなっても授業に出たのである。

腫瘍は大きく広がりすぎていたので、放射線で治癒することは、無理だった。腫瘍の一部が成長を続け、ピーターの下腹部の二つのリンパ節にも広がった。医師は父親に今まで見たなかで、最悪のケースだと伝えた。ピーターはさらに数カ月間の化学療法を受けた。体調は悪化し、男性不妊になったが、医師によれば、それで治るはずだった。

フランクリンはなぜ、腫瘍がだれの目から見てもわかるほど大きくなったのかが、理解できなかった。ピーターの治療を何年かにわたって振りかえると、四年前にピーターの親知らずを抜歯したことを思い出した。手術は全身麻酔下で行われた。マサチューセッツ総合病院に一泊入院し、胸部レントゲンも撮った。フランクリンは放射線科医に頼み、古いレントゲン写真を取り出しもう一度よく見てもらった。腫瘍はそこにあったと、放射線科医は伝えた。さらにわかったことには、その写真を撮った最初の放射線科医も、その腫瘍を見つけていた。「要精密検査」と四年前の報告書に書いてあった。しかし、それはフランクリンには伝えられていなかった。口腔外科医と外科のレジデントの二人ともピーターのカルテには、胸部レントゲンは正常だと書いていた。

もし、腫瘍がそのときに治療されていたならば、放射線療法だけで、ピーターはほぼ確実に治っていたはずであり、放射線量も少なくてすんだであろう。もはや、たとえ命が長らえたにせよ、彼が医学部を卒業するのは絶望的になっている。ビル・フランクリンは、逆上した。なぜこんなことが起こったのか。しかも自分の勤める病院のそのなかで。どうやってピーターの妻子を支えていけばいいのか。

同じような状況に置かれた何千人もの人たちが、その答えを求めて、医療過誤訴訟を起こす。それは、ビル・フランクリンが望むところではなかった。息子のケースにかかわった医師は、同僚や友人であり、フランクリンも医療過誤訴訟には否定的だった。彼自身も訴えられたことがある。重症の喘息を持つ昔なじみの患者を担当しており、発作時に呼吸が楽になるように、ステロイドを投与していた。患者の喘息は改善したが、薬の量が多かったために、認知症を引き起こして、入院を必要になった。裁判で原告はフランクリンがステロイドを使うときに注意を怠ったとし、薬のリスクを考えれば、治療後の結果について、フランクリンには賠償責任があるとしたのである。フランクリンは怒った。患者は生死を争う病気だったのである。そして、彼としては、ベストな治療をしたのである。

こうして、ピーターのためにフランクリンは病院長に面会することになった。フランクリンはこのような過ちがどうして起こったのか、調査をして欲しかったし、今後同様なことが起こらないようにするためにどうするのか、知りたかった。同時にピーターの家族に対する経済的なサポートも望んでいた。院長はこの件に関して、話せることはないと答えた。弁護士に相談しなさいと院長は述べた。他には方法はないのか？　フランクリンは知りたかった。しかし、どこにもなかったのである。

医療はこういうことに答えられない。治療中にまずいことが起これば、患者や家族はそれは避けられたことなのか、重大なミスのせいなのか、知りたいと思うのだが、いったいだれに聞けばいいのだろうか。大抵の人は、まず、かかわった医者に聞こうとする。倫理的に医師には、患者をミスで傷つけたとき、説明責任がある。しかし、もし医師がそれに応じなかったり、患者のことよりも裁判のことを心配していたり、医師の説明が満足のいくものでなかったとしたらどうだろう。人は、しばしば何が起こったかを知りたくて弁護士を頼るのである。

「たいていの人は、何のために私のところへ来るのかよくわかっていない」と、サウスキャロライナ州の法廷弁護士であるヴァーノン・グレンは言った。「看護師が「あれはまずかったのよ。こんなことは絶対起こっちゃだめだった」と言ったことがきっかけになることがよくある」。そして、家族が、ヴァーノンのところに来て、カルテを見てくれと言う。もし、損害や後遺症が重大であったら、専門家にカルテを見てもらうようにする。「君たち医者が思うよりも、もっと多くのケースで弁護士はこう言うんだ。「これが実際に起こったことです。事件だとは思いません」。そして患者や家族はこういう。「少なくとも何が起こったか今やっとわかりました」と」

医療過誤専門の弁護士が、医療の公平な評価者であるはずはないが、医療は他の選択肢を持っていない。なぜなら、われわれ医師は自分の過ちの結果について、経済的な責任をとりたがらないからである。実際に、医師に対して間違いを素直にもっと認めた方がいいという議論があるが、それは、そうすれば、患者が裁判に訴えることが少なくなるからである。

しかし、一度ことが起こり、医師の身近なだれかが医療ミスによって傷つけられたら、医師の見方は変わってしまう。最近行われた世論調査では、医師と非医師に対して、次のような症例を提示して調査している。六七歳の男性が、手術を受け、外科医が抗生物質を処方したが、患者のカルテにその薬剤に対してアレルギーがあることを見過ごしていた。実際に抗生物質が処方されるまで、だれにもそのミスは気づかれず、あらゆる手を尽くしたが患者は亡くなってしまった。何をすべきか？　非医師の五〇パーセントがその外科医は医師免許を剝奪されるべきだと答えたのに対し、医師のほとんどは、免許は保たれると答えた。しかし、医師の五五パーセントは、もし患者の立場なら、その外科医を医療過誤で訴えると答えた。

これこそが、ビル・フランクリンが恐れおののきながら、そうしようと決めたことである。友人の弁護士らは彼に、もしもの場合には病院を辞職しなければならなくなるだろうと忠告した。彼は病院と自分の臨床を愛していたのである。ピーターを担当した口腔外科医はビルの友人だった。しかし、自分の息子が傷つけられたからには、ピーターと妻子は失ったものと苦悩に対しての、保証を受ける権利があると考えたのだった。ピーター自身は裁判には反対だった。もし裁判をすれば、ピーターを担当する医師がきちんと治療してくれなくなるのではないかと心配したのである。しかし、ピーターも父親に説得され、訴えることにした。

最初は、ケースを担当してくれる弁護士がいないとフランクリンは知らされた。医療過誤は四年前に起こっており、これは、州の三年間の時効の規定を超えているからであった。当時の多くの他の州がそうであるように、昔の行為について民事訴訟を起こすことはできないのである。ピーターがこの医療過誤について知ったときにはもう手遅れだったのだが、それは関係がない。さらに弁護士を探し、最後に、ボストンに住む法廷弁護士のマイケル・モーンを見つけた。彼がマサチューセッツ最高裁まで担当し、一九八〇年に法律の改正を勝ち取った。フランクリン対マサチューセッツ総合病院の判例は、先に述べたような時効は被害の発見からスタートすべきという判断であり、そのときから今日までの前例となっている。この変更が裁判を前に進めることになった。

一九八三年にデダム市で裁判は開かれた。そこは六〇年前に、無政府主義者であるサッコとヴァンゼッティが起こした事件で、二人が殺人で有罪とされたところである。「私は裁判についてはあまり覚えていないわあ。もう忘れてしまいたかった」。ピーターの母であるベブ・フランクリンは言った――「だけど部屋はよく覚えているわ。そして、マイケル・モーンが本当に私たちが何年も待っていた次のことばを言い出すのを覚えている。「みなさん、ここにいる若者は、自分の胸に時限爆弾を持っています。そして、四年間、四年間もですよ、医師は何もしませんでした」」。裁判は四日間かかった。陪審員はピーターの勝訴とし、賠償金を六〇万ドルとした。

病院ではとくに何も悪い反動はなかったとビル・フランクリンは言う。同僚らは事態を理解していたようだし、ピーターの主治医はベストを尽くしていた。長い一年が過ぎたとき、六クール目の化学療法のあと、ピーターの胸のなかのリンパ節の残りのがん細胞はまだ消えてなかった。新しい化学療法の処方が試みられたが、その結果、免疫系が弱くなり、ウイルス性肺感染症のために、死の瀬戸際までいった。何週間も入院することになり、学校は退学せざるを得なかった。階段を少し昇るようなちょっとした運動でも息切れがするようになり、足には焼けつくような神経痛が残った。夫婦関係も悪化した。災難は、人を結びつけるか、引き離すかのどちらかを起こしてしまうのである。ピーターの場合には、妻と別れることになった。

しかしピーターは生き伸びた。彼は最終的に医学部を卒業し、放射線医学に進むことにした。驚くことに、彼は自分の希望したレジデント・プログラムに受け入れてもらえなかった。ボストン大学の医学部長は、放射線医学の教授に電話し、理由を尋ねた。「彼は、ちょっと普通じゃないからねえ。医師を訴えたし……」が、答えだった。学部長はその教授にピーターのことを説明し、もう一度聞いた。「もし、君の息子だったら、君自身はどうした？」この電話のあと、ピーターはプログラムに入ることができた。彼はボストン大学のプログラムを選び、終わったあとにスタッフとしてそのまま残ることになった。しばらくして、部長にも昇格した。彼は再婚し、今は、五八歳の整形外科領域の画像のエキスパート医である。口ひげを生やし、くしゃくしゃの白髪まじりの髪の毛を伸ばし、化学療法の後遺症で肺と肝臓の問題を抱えている。六年前に彼はアメリカ全土の一五〇の施設からの写真をチェックする遠隔放射線診断グループを始めた。そして、サンディエゴ・チャージャーズとシカゴ・ベアーズなどのプロスポーツチームの特別顧問医師でもある。

ピーターは自分の受けた苦難のため、仕事には極端なほど気をつけるようにしているという。再検討委員会を組織して、ミスを発見し分析するようにしている。しかし、彼の作ったグループの最大の収入源は医療過誤賠償責任保険会社からの支払いである。偶然だが、米国でよくある医療過誤はピーター自身が経験した見落としや診断の遅れのような医師の過ちによるものがもっとも多い。そうした訴えを容易にするような事業とかかわっていることについてどう思っているかピーターに聞いてみた。彼は顔をしかめ、しばらく考えてから答えた。

「医療過誤とかかわるシステム全体が狂っていると思う」と、ようやく彼は言った。「私自身のちょっとした経験とは何の関係もないと考えている。もう、システム全体が問題だらけなんだ。しかしねえ、もしだれかが傷つけられたなら、その人はたしかに傷ついているのだし、もし、医師がへまをしたら、それに最後まで付き合わねばならない」。彼自身、矛盾しているのではないか？「いいえ」と彼は答えた。システム全体が矛盾しているのだ。本来なら補償を受けるべき人のごく一部しかお金を受け取っていない。ピーターのケースは、珍しい例であるし、実際に裁判になるまでに七年間の苦闘があった。同時に本来そうする資格のないあまりにも多くの患者が裁判を起こし、膨大な費用と窮状を引き起こしている。システム全体がピーターの言うように根本的にねじ曲がっているのだ。

医療におけるパラドックスの中心は、たとえどれだけうまくいっても決して十分だとだれも言わないことである。医療によって、他では得られなかったような健康な数年間を人は過ごすことができる。心臓病による死亡率は一九五〇年代と比べるとほぼ三分の二に低下した。脳卒中の死亡リスクは八〇パーセント以上低下した。がん患者の生存率は今や七〇パーセントである。しかし、こうした進歩は薬物や医療機器や手術を必要とし、そして、もっとも大切なこととして、医師の判断が必要であり、この判断は患者を傷つけることもあれば、救うこともある。医療の大いなる成功自体が、うまくいかなかったときにどうしてそうなのかと人を悩ませる理由になっている。

外科医として私は、来年、手術を三五〇回行うことになっている。絞扼性大腿ヘルニアの緊急手術から甲状腺がんの切除まで、すべてを含んでである。六人あるいは八人かもしれないが、ほぼ二パーセントの患者が手術で失敗する。生命に危機を及ぼすような出血が起こる。私が重要な神経を傷つける。あるいは、私が誤診する。ヒポクラテスが何と言おうと私たちは時々患者も傷つける。重大な合併症の研究によれば、そのうちの半分は回避不能であり、そうしたケースでは、回避不能だと知っていくばくかの安堵も感じるだろう。しかし、残りの半分は単純に私が何らかのミスをしたのであり、そのミスがだれかの人生を永遠に変えてしまうのである。社会はこのような場合をどう理解したらよいのか、いまだに探している。このような過ちを犯した医師が悪者なのか。いや、違う。もしそうなら、医師全員が悪者ということになるから。しかし、自ら起こした被害は医師にとって汚点である。

私は野球中継をよく見る。三塁手の役割について自分の仕事と比較することがある。一シーズンの間に私が手術する回数と同じくらい、三塁手は一塁に送球してアウトをとる。トップクラスの三塁手（マイク・ローウェル、ハンク・ブラロック、ビル・ミューラーのような選手）は、これを毎回ほぼ完璧にこなす。しかし、二パーセントの確率で彼らでさえ、落球したり、一塁へ暴投する。一シーズンを凡ミスなしで終える選手は一人もいない。選手がミスをすると、観客はヤジを飛ばしののしる。エラーのせいで試合に負ければ、ヤジは怒号にまで発展する。しかし、想像してみて欲しい。もし、マイク・ローウェルが送球ミスをするたび、そのエラーのせいであなたにとって大切な人の命が傷つけられるとしてみよう。一つのエラーで、ある老人が気管切開を余儀なくされる。別のエラーでは若い女性が車椅子生活になる。また別の場合は、子どもの脳に一生続く障害を残る。彼のチームメイトは、同情してくれるだろうが、他の私たちはどうだろう。だれかは、フィールドになだれ込みローウェルを血祭りにするだろう。あるいは、ローウェルの今までの成功を考えて、この失敗を許すだろう。しかし、だれ一人として、前と同じ目で彼を見る人はいない。まるで何ごともなかったかのように、試合が続くことを喜ぶ人もいない。私たちは、彼に謝って欲しいし、責任をとって欲しい。彼が傷つけた人に有意義な形で援助が与えられて欲しいと思う。

これがわれわれの医療の場面であり、そして、訴訟は著しく不満を残す解決である。訴訟は金がかかり、長期にわたり、痛みを伴うほど敵対的である。それによって救われる人はほんのわずかである。医療によって傷つけられた米国の家族のうち、九八パーセントは、裁判を起こさない。原告としてふさわしいと思ってくれるような弁護士が見つからなかったり、あまりにも委縮してしまっているからである。裁判に訴える人たちは一年間に五万五千ケースだが、大半は敗訴する。最終的に、賠償を受けるべき家族の百のうち一以下が何らかのお金を受け取る。残りは何ももらえない。援助もなく、お詫びのことばすらない。そして、医師のなかで最悪のものだけが、浮き彫りになる。

別のアプローチがある。これは、ワクチン被害を受けた人たちが始めたものである。[2] ワクチンは、一〇〇〇万人の子どもたちを守るが、その副作用のために、毎年、千人に一人の子どもが被害を受ける。一九八〇年から八六年の間に、個人賠償弁護士が医師と薬品メーカーに対して、三五〇万ドルの損害賠償を求める裁判を起こした。弁護士が勝訴すると、ワクチンの価格が跳ね上がり、メーカーの一部は撤退するようになった。米国のワクチンの備蓄が縮小していった。不足が明らかになった。議会が介入した。現在では、ワクチンは七五セントの上乗せ（全体の価格の約一五パーセント）があり、それはワクチンによって被害を受けた子どもたちに対する賠償金に充てられる。このプログラムは医師のミスのために傷つけられた人と、不運のために傷つけられた人たちを区別するような無駄な試みはしない。専門家による委員会が、ワクチンによる害のリストを作っており、そのうちの一つに当てはまれば、財団が医療費と他の費用を補償してくれる。もし、それでも不満なら、裁判に訴えることもできる。しかし、それはごくまれである。一九八八年から、プログラムは全体で一五〇万ドルを患者に支払った。費用は事前に計算できることと、平等に負担されているために、ワクチンメーカーが市場に戻ってきただけでなく、新しいワクチンを開発するようになった。たとえば、肝炎、水ぼうそう、子宮頚がんなどがある。

このプログラムのおかげで、メーカーのデータが一般に公開されるようになった。どこが何の理由で訴えられたか。一方で医療の場合には、示談になると、一般にはまったく公開されない。ワクチンのシステムにも欠陥はあるが、裁判所ができることよりも、もっと多くの人々を救っている。

今述べたシステムに公正さと効率の点ではるかに及ばないようなどのようなシステムを作っても、それを広範囲に適用したなら、患者の数に圧倒されてしまうという問題がある。一年に一人の医師が一人の患者を傷つけ、補償が必要だとしよう（これでも、楽観過ぎる予測ではあるが）。補償費用は米国全体に国民皆保険を補うのに必要な金額を超えてしまう。現実的には、しっかりとした、おそらく恣意的な限度を補償対象と補償金に設けなければならないだろう。ニュージーランドはこれに似た制度を設立している。[3] この三〇年間、この国はまれな（全体の一パーセント以下）、かつ重度（死亡あるいは長期にわたる障害）な医療中に生じた傷害に対する補償を支払っている。米国のワクチン財団と同じく、ニュージーランドの制度も過誤によるものと偶然によるものを区別しない。基準を満たした人に対し、この制度は逸失利益と医療費、そして永続的な障害が残る場合は、後遺症に対する付与金を支払う。支払いは、申請後九カ月以内に行われる。米国で見られるような超巨額の棚ぼた式補償金というのはないが、ニュージーランド国民はその金額を常識的とみなしており、さらに裁判に訴えるような被害者はいない。

米国の制度について一言弁護するとすれば、医師の許しがたい過失に関する処罰感情を制度化していることである。合理的ではないかもしれない。しかし、心痛を極めるような医療被害に接した人に戦う手段をもたらしている。この制度のおかげで、補償だけでなく、処罰感情を満たせるほどの金額を医師に支払わせることが可能である。この制度は、大半の原告には何もしてくれないのだが、制度があるおかげで、他の国で見られるような病院の廊下で愛する人を失った家族が抗議騒ぎをするようなこともない。

米国では二、三年おきに、医療過誤制度を「改革する」試みが巻き起こる。米国の州の半分以上が、医師によって傷つけられた人が受け取れる補償金の額に上限を設けている。しかし、このような上限を設けても、医師にとっても患者にとっても、公正さを保証することにも不満を解消することにもなっていない。医師の医療過誤損害賠償保険の掛け金がとりあえず跳ねあがらないように押さえているだけのことである。

上限のありなしにかかわらず、私の場合、これからの一〇年間に最低五〇万ドルを掛け金に払うことになっている。私からすれば、同じ金額が治療中の合併症に苦しむ患者への基金に使われた方がいい。たとえ、みんなが望むほどの金額でなかったとしてもである。しかし今はこのようなことが起こる可能性はないのが現実である。現在あるもので何とかするほかはない。

ケンブリッジ市のエドワード・J・サリバン裁判所第7A法廷において、医学専門家、廷吏、書記官、判事、時給二五〇ドルの弁護士に支払われた二万ドル以上のお金、過密な裁判スケジュール、一四人の陪審員に課せられた二週間、トータルで七年間という時間をかけた裁判の最終弁論を、バーバラ・スタンレーの代理人としてバリー・ラングが陪審員席の前に立って述べはじめた。裁判のなかで初めて、ラングは自分の口調を変えた。ゆっくりと優しいことばで話した。彼の語りは明解でまとまっていた。ラングが主張するには、運命を分ける電話のときに、リードはスタンレーに対して、命を救ったはずの皮膺の根治的切除術の選択肢を提供することを怠った。「リード医師は犯罪者ではありません」。ラングは陪審員に語った。「しかし、過失を犯し、それが、バーバラ・スタンレーを死に至らしめる大きな要因になりました」

しかし、このケースは単純ではなかった。リードの弁護士は、最終弁論で陪審員に主張したように、リードは難しい医学的問題を扱っていた。それは、病理医のレポートは、最初の生検ががんなのかどうかについて相互に矛盾していた。二度目の生検でも決着がつかなかった。そして、信頼を失った患者は、最初から切りすぎだと医師に対して怒った。その当時でも、またあとから考えてみても、根治切除によって、命を救えたかどうかは、はっきりしない。顕微鏡で見たとき、リードが切除した組織の断端にはがん細胞がなかった。リードが依頼した医学専門家は、「がん細胞はその時点ですでに転移しており、もっと組織をとったからといって、何も変わらなかっただろう」と証言した。さらにリードは最初から、スタンレーに対し、根治切除の選択肢を提供していたと主張した。

二人の弁護士が最終弁論を終えたあと、ケネス・フィッシュマン判事が陪審員に指示を与えた。スタンレーの息子であるアーニー・ブローは傍聴席の最前列に座っていた。ケネス・リードは反対側の一列後ろに座っていた。二人とも憔悴していた。裁判官が話し終え、午後も遅くなったころ、裁判官は閉廷を命じた。ブローとリードはさらにがっかりすることになった。両者とも今日、判決が知らされると期待していたからである。

翌朝、陪審員がようやく審議を開始した。正午前、廷吏が評決が下ったことを知らせた。ケネス・リード医師は、バーバラ・スタンレーに対する医療行為に関して、過失はなかった。スタンレーの息子は座席でぐったりとなり、視線を床に落とし、しばらくそのまま動かなかった。バリー・ラングはすぐに立ち上がり、書類を片づけた。「難しいケースだった」とつぶやいた。リードはその場におらず、評決を聞くこともなかった。午前中、ずっと患者の診察をしていたのである。

医師の給料

医師になるということは、失敗しないようにその日一日をやりすごしながら、長いトンネルのなかを頭を垂れたまま長い年月を過ごすことである。そこを出た先がパッと開け、だれかが握手をして職を提供してくれることになる。いつかはそんな日が来る。私の場合は、外科レジデントの最後の八年目を終えた日に来た。トレーニングを受けたボストン市内の病院の外科医になるための二回目の面接をうけた。一般外科医になることもできたが、私としては、腫瘍外科の専門医になることも興味があった。指定された日に一番上等なスーツを着て、木調の壁で覆われた外科部長室の椅子に座った。部長は私の対面するところに座っており、私を採用することに決めたと言ってくれた。「君は、それでいいかな？」と言われ、私はハイと驚きながら答えた。部長の説明では、この地位は、三年間の収入が保証されている。そのあとは、自分自身にかかってくる。つまり、患者からどれだけとれるのか、どれだけ費用がかかったかによる。そして、部長はさらに続けた。「君はいったいどれくらい欲しいのか？」

長年の間、いくら払わなければいけないのか（医学部では一年間四万ドルの学費を支払った）、または、もらえるのか（レジデント中は一年間四万ドルをもらった）人から言われるまま従っていた私には何も言えなかった。「普通、外科医はどのくらいもらうんですか」と尋ねた。

部長は首を振った。「まあねえ」と言い、「自分で実際稼ぐようになるまでに、適当と思う収入を私に伝えてくれればいい。もしそれが妥当な額なら、それが君の収入だ」。部長は答えを出すまでに二、三日時間をくれた。

たいていの人は、自分がどのくらいもらうに値するかを知るために、同じ仕事をしている他の人がいくらもらっているかに頼ろうとする。だから、私も外科医仲間に聞いてみようとした。何とも気まずい会話になった。私は口ごもり、相手はまるで口のなかがクッキーでいっぱいになっているかのようにモゴモゴした。私はいろいろな聞き方をしてみた。たとえば、「一週間に八回大きな手術をしたとしたら、手取りはいくらくらいになるのだろうか？」あるいは、「いくらくらいの給料を要求するのが相場だと思うか？」具体的な数字で答えた人は一人もいなかった。

収入の話をするのはたいていの人が嫌がる。とくに、医療では難しい問題がある。医師はお金のためにこの仕事を選んだと思われてはならないし、医師が金儲けに関心を示せば示すほど、人は医療内容にも疑問を持つようになる。（テレビの医療番組では、善人の医師はポンコツの車に乗り、安い借家に住み、悪人の医師はオーダーメイドのスーツを着ている。）レジデントの間は、週百時間、最低賃金より少し上の給料でやっている。どれだけきつい仕事をして少ない収入に耐えているかを自己満足のように周囲に語ることに慣れている。その二、三年後には、医師は収入について口を閉ざすようになる。一九八〇年代初めから、アメリカ人の三分の二が医師は「金儲けに興味がありすぎる」と答えたアンケート調査が物語っていた。しかし、医療制度自体が、私自身、スタッフになってからわかったのだが、支払いと費用に細心の注意を払わなければならないようにできている。

金銭感覚をつかむために、医療事務に頼んで、診療報酬表のコピーをもらった。医師の医療行為に対するさまざまな保険者の支払い金額が表になっている。それは、二四列あり、それぞれが主な保険プランで、左側には各行に医師が請求できるすべての医療行為が並んでいる。現在使用中の版では六百ページ以上ある。すべてがそこに掲載され、金額も書いてある。高齢者に対する国営保険であるメディケアの場合、金額はほぼ中くらいに位置するが、単純な問題の初診患者に対して七七ドル二九セント（service No.99203）、複雑な問題の場合は、一五一ドル九二セント（service No.99205）、肩関節脱臼の整復二七五ドル七〇セント（service No.23650）、腱膜瘤の切除四九二ドル三五セント、虫垂切除六二一ドル三一セント、肺切除一六六二ドル三四セント、もっとも高額な医療行為は何だろうか。生まれつき横隔膜がない新生児に対する再建手術が五三六六ドル九八セント。もっとも安いのは、患者の爪切り術で、一〇ドル一五セントである。これ以外に病院も必要経費を徴収する。

レストランのメニューのように医療内容と料金が表になっていることは、奇妙に見えるだろう。実は、これには古来からの歴史がある。少なくともハムラビ法典の時代から医師は出来高払いによって収入を得ていた。紀元前一八世紀のバビロンでは、命を救うような手術を行えば、一〇シュケルを外科医を受け取っていた（もし、患者が奴隷なら、たった二シュケルである）。しかし、標準化された診療報酬表は完全に現代のものである。一九八〇年代、公共・民間を問わず、保険者（保険会社）は医師に対する支払いの合理化に熱心になった。この二、三〇年、保険者の医師に対する支払い金額は、「一般的で通例にかなり常識的な費用」に合わせられるようになった。この金額は多かれ少なかれ、医師が決める請求額と一緒である。驚くほどのことはないが、金額が上がっていく医療行為がいくつか出てきた。なかには、ひどい歪みがある。たとえば、白内障の手術の料金は二、三時間かかっていたころに合わせられている。（一九八五年には六〇〇〇ドルだった。）新技術が導入され、三〇分間で眼科医が手術をこなせるようになっても、料金は変わらなかった。この手術に対する請求額の合計は次第に増え、今やメディケアの予算の四パーセントに達している。一般に、処置に対する支払いは、診断に対する支払いを大きく超えている。八〇年代半ばには、複雑で命にかかわる診断をした一時間に対して、医師には四〇ドルしか支払われなかった。大腸内視鏡とポリープ切除を行った一時間に対しては、六〇〇ドル以上も支払われたのである。

この事態を連邦政府は重く見た。既存の制度はプライマリーケアを軽んじ、専門的医療を腐敗させた。したがって政府は、実際の仕事量に見合った支払いであるべきだとした。原理はシンプルで合理的である。実際にどうするかは別の問題である。ハーバード大学の経済学者であるウィリアム・シャオは、医師の医療行為のひとつひとつにかかる仕事量を測定する仕事を任命された。無謀な任務のように見えた。まるで世界中の怒りの量を正確に測定するようなものである。しかし、シャオは方程式を考え出した。彼によれば、仕事量は、時間と精神的努力と判断、技術と身体的努力、そしてストレスの関数としてあらわされる。シャオは大きなチームを作って、二〇以上の専門領域にわたって千人もの医師を面接調査した。(1)パニック発作を起こした患者に対する四五分の精神療法から、子宮頸がんのために、子宮摘出手術を受ける女性まで、ありとあらゆるものを分析した。

彼らによれば、子宮摘出術は精神療法の二倍の時間がかかり、三・八倍の精神的努力が必要で、四・四七倍の技術と身体的努力と、四・二四倍のリスクのストレスがかかる。全体を合計すると子宮摘出術は四・九九倍の仕事である。何千もの医療行為に対して、概算と推定が行われた。（白内障の手術は子宮摘出術よりもやや少ない仕事量とされた。）間接費用とトレーニング費用も加味された。最終的にシャオたちは、医師が行うすべての行為についての相対的な価値を算出した。専門医によっては、推定値を知り、憤慨する者もいた。しかし、議会はこれを受け入れ、相対値を金額に換算する点数を決定した。新しい診療報酬表は承認されて、法律となり、一九九二年、メディケアがこれに従って医師に報酬を支払うようになった。民間の保険者も間もなく従うようになった。（ただし、医師との交渉に応じて民間の保険者は異なった点数を適応することがあった。この結果には恣意的なものが付きまとう。）

白内障の手術よりも子宮摘出術の方が仕事量が多い、とはっきり言い切れる人はいるのだろうか。その後の委員会では診療報酬表を再検討し、六千以上の医療行為に対して相対的な価値を見直している。そのような面倒は永遠に続くことは間違いない。しかし、多かれ少なかれこの制度は受け入れられている。

診療報酬表を目の前に置いて、私はいったいいくらもらったらいいかを決めかねていた。私の臨床は主に外来診療といくつかの一般外科手術を含んでいる（虫垂切除術、胆嚢切除術、腹部と胸部手術）、そして私の興味として内分泌腺手術があるので、甲状腺と副腎、それぞれの医療行為で六〇〇ドルから一一〇〇ドルが受け取ることができ、一週間に八回程度できると見込める。一年間に四八週間働くとして、五〇万ドルという途方もない額を稼げることになる。しかし、そこから三万一〇〇〇ドルを医療過誤賠償責任保険の掛け金に支払わなければならないことと、部屋を借りるのに八万ドル必要である。他にコンピュータを買ったり、文具や備品を買ったり、秘書や医療助手を雇ったりするのにお金がかかる。外科部門は間接費用として、一九・五パーセントが差し引かれてしまう。そして、保険に入っていない患者や自分では支払えない患者は、米国の人口の一五パーセントも存在する。他の医師と同じように私もそのような患者に対してできるかぎりの医療をすべきだと信じている。保険によっては、他のところよりも安くしか払わないところもある。さらにもし患者が保険に入っている場合でも、他のところよりはるかに安い金額しか支払わない会社もある。ある研究によれば、保険者が支払いを拒否する割合は三〇パーセントに及んでいるとされる。

ロバータ・パリロは医師の収支が破たんしたときの金融災害の専門家である（「私は混乱を治療するんですが」という彼女のことばが心に残る）。アメリカ文学の大学院を卒業したが（「私は作家になるつもりだったの」）望みがかなわず、コネチカット州の医師グループと保険の契約を補助する仕事を始めた。彼女は五〇代になった今も飛行機とホテルのなかに住んでいるように忙しく飛びまわっている。私と話したとき、彼女はペンシルバニアに出張中で、赤字病院のどこが悪かったかをチェックしているところだった。その前の月には借金で苦しむ一二五人の医師グループのためにミシシッピ州にいた。また、ワシントン特別区では、存続の危機にあった医師グループに会っていた。そしてニューイングランドでは、五〇〇〇万ドルを損失した大きな麻酔科病院にいた（そこで何が起こっていたかは言いたがらなかった）。他の何十人ものクライエントを断っていた。まったく収入のない医師グループの場合は仕方ないわね、と語った。

医師になってすぐわかることは、どれだけ儲けるかということは、どのくらい医師として技量があるかとは関係ないことである。収入は臨床のビジネスとしての側面をどれだけうまく扱えるかに依っている。保険の問題は患者が扱ってくれるものと、多くの医師は期待している。しかし、そのやり方では収入は得られない。医師が請求書を送り、保険者が支払いを拒否したならば、九〇日以内に決着がつかないかぎり、支払いはゼロである。請求書を患者に送っても、たいていだれも支払わない。「だから、成功するためには、保険上のトラブルは自分で処理しなければいけないの」とパリロは言った。

「患者が診察の予約を求めて電話してきたときが、最初の分かれ道になるわね」と彼女は述べた。もし、患者が健康保険に入っていなかったなら、メディケイドのような州政府の補助の有資格者かどうかをチェックしなければならない。もし、保険に入っていたなら、自分がその保険を使える医師かどうかをチェックしなければならない。患者が求めている医療行為が保険の範囲にはいっているのか、そして、どのような規定があるかを調べておかないといけない。家庭医〔総合診療医。米国ではかかりつけの医師の紹介状がなければ専門医に受診できない。ゲートキーパー、門番とも呼ばれ、患者の無駄な受診を抑制する役割も持っている。日本のように患者が自由に専門医を受診できる国は先進国ではまれ〕から、紹介があるとき、正しい番号（家庭医が専門医に送ることができる件数が決まっている制度で家庭医の責任ある紹介に基づくことを証する）が付いているかどうかも確かめないといけない。さらに、患者の自己負担があるのかどうか、割引が利くかどうかも調べておかねばならない。もし、自己負担があるならば、患者は初診のときに現金を持ってこなければならないためである。

「患者にとっては、とてつもなく面倒なことなのよ」とパリロは言った。「私は保険に入っているわ!! どうして、現金を払わなくちゃいけないの! 手持ちの金なんかないわ!!」と言われると、初診の場面が突然、経済問題の相談に変わってしまう。同時に医師からすれば、現金かクレジットカードを持ってこなければ、「診れません」というのは嫌なものだ。結局、診ざるを得ず、二〇パーセントの収入(およその自己負担額)を失うことになる。その場で利幅を超えてしまうことになる。

今述べたすべてを乗り越えても、うんざりするような保険条項の縛りがまだある。外科医の場合、外来診察と手術で別々の家庭医の紹介番号を入手しておかなければならない。また、保険者からも事前承認番号も必要になる。診察後、請求書に紹介番号と事前承認番号、保険者の保険者番号、診断コード、医療行為コード、外来コード、医師の納税者番号、その他あらゆる必要事項を記入しなければならない。「もし、一つでも間違えたら、一セントも支払われないわけ。拒否ということね」。診断と医療行為、外来受診の特定の組み合わせは、自動的に拒否するようなプログラムが組まれている。拒否されたなら、請求書の全額は患者負担になる。保険者に電話をかけても、自動応答の機械音を飽きるほど聞かされるだけである。

パリロのお勧めはしごく簡単である。請求業務をコンピュータ化しなければならないという。送る前に請求書をよくチェックして、返戻があればそれも見ておかねばならない。保険者とやり取りする事務員を雇うことである。うまくいっているところは、返戻率を三〇パーセントから一五パーセントに抑えられる。こうして、医師は収入を得ているわけだと、彼女は言う。ひとつひとつが保険制度との戦いなのである。

医師としてのトレーニングを受けているとき、先輩医師から繰り返し聞かされた愚痴は、もし現状のようになると知っていたなら、医学の道には進まなかっただろうということである。保険の泥沼からどうやって抜け出せばいいのか、わからない医師が大勢いる。おそらくそのことが理由で、二〇〇四年におけるマサチューセッツ州の医師調査では、収入と労働時間の間でつり合いが取れないと感じている者が五八パーセントだった。他の専門職種と比べて、収入が少ないと感じている者が、五六パーセント。今後五年間で収入が減ると予測するものが四〇パーセントとなっていた。

ダートマス大学教授のウイリアム・ウィークスは医師という職業について数多くの研究をしている。(2) 彼の研究チームによれば、他の専門職に比べて、実際に医師は長時間働いている。典型的な一般外科医は週六三時間働く。さらに、専門の大学や大学院に行く費用を投資とみなした場合、その見返りは他の専門職と比べ、医師はやや低めである。入学時の成績がほぼ等しい偏差値の医学部と法学部、ビジネススクールの卒業生の生涯収入をもとにして、中年になったときの収入を投資に対する配当だとみなすと、年あたりの配当率は、家庭医で一六パーセント、外科医で一八パーセント、法学部で二三パーセント、ビジネススクールで二六パーセントだった。どの職業でも悪くない数字であるが、違いはある。医師の収入は臨床に入って五年から一〇年後がピークになり、そのあとは減少していく。長時間働こうという意欲や能力が落ちていくからである。

こんなことで不満を述べるのは下品に思えるだろう。実際の数字をあげてみる。二〇〇三年、家庭医の収入の中央値は、一五万六九〇二ドルだった。私のような一般外科医は、二六万四三七五ドルだった。

専門領域によっては、収入はさらに高くなる。繁盛している整形外科医や心臓内科医、疼痛専門医、腫瘍専門医、脳神経外科医、手の専門外科医、放射線科医は年に五〇万ドル以上の収入がある。法律家や会社経営者はもっと得ているだろう。しかし、生化学者や建築家や数学科の教授らははるかに少ない。あれこれ考えていると、収入のために働いているのか患者のために働いているのかわからなくなる。どちらかを選ばなくてすむだけ医師は幸運だと言える。

しかし、どちらかを選ぶ者もいる。そして、他人よりも多額の収入を得ている。そんな外科医と話をした。彼は三〇年間東海岸の同じ病院で一般外科医として働いている。「仕事は好きなんだ」と彼は言う。スケジュールが詰まりすぎているわけではないし、外来診察は週に一回だけで、九時半から午後三時半まで、手術は週に六回である。腹腔鏡に興味を持ち、技術も磨いてきた。これは、高度な器具と高額なファイバービデオカメラを用いて、小さな腹部の穴から手術を行うものである。夜間の救急に呼び出されるようなこともない。これでどのくらい収入があるかを回りくどい聞き方でもって、聞き出してみた。「総収入ですか? 去年でおおよそ一二〇万ドルだね」と彼は言った。

しばらく息をのんだ。過去一〇年間だけみても毎年、一〇〇万ドルの収入がある。一般外科をするだけでどうやれば、それだけの収入を得ることが可能なのか、あるいは、受け入れられるのか、しばらく考え込んだ。私のこの反応に彼は完璧に気づいていた。(彼の病院もだが、病院名も彼の名前もこのことについて表ざたにすることを望まなかった。) 彼は、「私からみれば、医師は自分自身を不当に扱っているね。配管工や電気工の料金と同じかそれよりも低い料金で医師は働いているでしょう。医師の方が、学校とトレーニングに長い時間をかけているのにね」と言った。彼から見れば、なぜ医師が保険会社の言いなりになっているのか理解できないという。だから、彼は保険適用の患者は引き受けないことにしているそうだ。もし、彼の治療を受けたければ、すべて現金で払わなければならない。もし、保険を使いたければ、それはすべて患者の責任で保険請求をすることになる。

彼は自分の料金を、市場を見て決めている。腹腔鏡下胆嚢摘出術は一般外科でもっともよくある手術の一つであるが、一般に保険者は医師に七〇〇ドルを支払う。彼は八五〇〇ドルを請求する。胃の噴門形成術（重度の胃液の逆流を防ぐ手術）では、保険者は一一〇〇ドルを支払うところ、彼は一万二〇〇〇ドルを請求するのである。それでも彼は患者の数には困ってない。

他の医師が彼の成功を真似できるかはわからない。大都市で働き、住民の収入も高いところでもあり、彼の請求を支払えるくらい保険者が鷹揚なのかもしれない。そして、専門領域では、彼は名医のようである。「私自身がそう思っているだけかもしれないが、他の外科医にはできないことを私はできると思っている」と彼は語った。

しかし、もし私が彼のようなことをしたとしよう。保険者とのやりとりを拒み、市場が耐えられるだけの金額を請求したとしよう。億万長者にはならないかもしれないが、今までよりはもっと収入が増えるだろう。保険の泥沼をすべて避けることができる。しかし、それでもお金を払える患者だけを相手にしたいと思うだろうか？

その外科医はなぜそれはダメなのか？　と聞いてきた。「利他的であらねばならないと考えている医師は、頭が固すぎだ」と言う。「周りのみんなは金儲けのために、医師から絞りとっている。医療器材の会社から保険会社まで、みんなね」という。二〇〇五年エトナ健康保険会社の社長は一〇〇〇万ドルの収入があった。保険会社は利潤を追求している会社である。医師に対する支払いを延ばしたり、医師の医療行為に対する支払いを認めなかったりすることで収入を得ているのだ。彼から見れば、そもそもの問題は保険会社と取引することなのだ。医師も自分自身がビジネスマンであることを理解しなければならない、それ以上でも以下でもない。そうなれば、その方がいいと受け入れられるだろう。

彼の立場は、清々しいまでに明快だった。しかし、もし医師の仕事が純粋に医療行為でお金を得るビジネスだとしたら、医師業は自動車販売業と何も変わらないことになる。そうであれば、ビジネススクールの二年間ではなく、どうして医学トレーニングの一二年間に耐えることを選ぶのだろう。そうする理由は、ごく一部であっても、人々と社会のために意義のある、また敬われるような仕事をしたいという望みに動機づけられているはずだ。だから、保険会社がわれわれを怒らせたり、患者が保険にまったく入っていない場合でも、患者のケアをしなければならないという責任を感じるのである。もし、私たちが普通の人たちを無視するなら、何か特別なことをするという気持ちは失われてしまう。保険の泥沼から抜け出したいという気持ちも理解できる。しかし、他にいい方法はないものだろうか。

一九七一年、三三歳のハリス・バーマンという内科医が、ちょっと違うことをやってみようと決心した。一般外科のトレーニングを終えたばかりの友人と一緒に、故郷のニューハンプシャー州のナシュア市に帰ってきた。小児科医と家庭医、産婦人科医とチームを作った。健康保険会社を通さずに、年間一定額で患者に医療を提供することにしたのである。過激な試みだった。自分たち自身は専門領域を問わずに、一年間に三万ドルの固定給与にした。当時の医師としては、そこそこの金額だった。五万ドルを超える費用がかかった際に補償を受け取れる再保険制度にも加入した。バーマンの記憶によれば、患者が重大な病気を発症したときに備えるためだった。

この仕組みはうまくいった。六八歳になったバーマンは思い出を語ってくれた。彼らは、独立宣言に署名をしたニューハンプシャー州の医師の名前をとって、この仕組みをマシュー・ソーントン健康プランと名づけた。このプランはとても小規模だが、HMO〔Health Maintenance Organization 保健維持機構：米国独特の民間保険制度〕である。しばらくのうちに五千人の患者が契約した。この医師グループは繁盛し、驚くほどトラブルも少なかった。最初のうちは、ソーントンは他の専門領域を持たなかったので、患者を眼科医や整形外科医に送る場合には、医療費を支払わなければならなかった。結局、ソーントンは専門医に、書類を免除する代わりに、毎月の固定料金で患者を受け入れてもらうようになった。

「受けてくれる専門医がいたんだ。医学的な効果は目覚ましいものだったよ。たとえば、ある泌尿器科医の場合、一緒に働くことに興味を持つようになり、どの患者を自分が診るべきか、どの患者は他の医師でも診れるかを教えてくれるようになったんだ。私たちのところまで話をしに来てくれたしね、尿中に潜血が見られた患者をどう診察したらよいか、どの患者について、どのようなケースを心配したらよいかを教えてくれたんだ。眼科医もやってきて、目の痒みや涙目をどうすればいいかを教えてくれた。専門医の診察が不要な患者も取り込んで、数をかせいで金儲けしようという気がなくなり、全体の効率を考えるようになった」

数年のうちに、マシュー・ソーントン健康プランは、他の健康保険よりも安くてすむようになった。企業も興味を持ち、加入者が激増した。バーマンはもっと医者を勧誘しなければならなかった。それが事態を複雑にさせた。「最初のうちは、みんな、一生懸命だったのだよ。みんなよく長い時間もいとわず働いたし、献身的だったし若くてハングリーだったね。だけど、ますます大きくなりスタッフも増えてくると、他の理由で加わってくる人も出てきたんだ。固定収入のライフスタイルが好きという人、昼夜問わず働きつづけるのではなく、サラリーマン医師になりたい人もいるわけだ。アルバイト感覚の人もいる。時計の針が五時を指すのを今か今かと待っているような医師も出てきてしまった。生産性という問題を抱えたことがはっきりしてきたんだ」と彼は述べた。さらに別の事情も生じた。グループ内で働く専門医を招こうとしたとき、他の医師と同じ給与は受け入れられないとその医師は断ってきた。整形外科医を入れるときには、他のだれよりもかなり高い給料を要求された。仲間の医師にどのようにして、どれだけ払うかを決めるために、細かな調整が必要になった最初の例であった。

三〇年が経過し、バーマンは医師に対する給与をほぼありとあらゆる考え方で決めるようになった。給与を高くしたり低くしたり、しかし、それでも午後三時になったら帰宅する医師はいた。出来高払いにして書類がうずたかく積み重なり、医師によってはもっと稼ぐために、請求を吊り上げる者も出てきた。生産性をあげるために、複雑なボーナスの計算式を作ったり、全体の予算を管理する権限を医師に与えたりもした。患者が医師に直接支払えるクーポンを作ったりした。しかし、どのように工夫してもよい医療に報いることと無駄を省くための適正なバランスをとることができなかった。

一九八〇年代の半ばには、マシュー・ソーントン健康プランに六万人の患者が契約した。他の健康保険よりもコストをうまく抑えていたからである。ニューハンプシャー州で二番目に大きな保険者になった。そして、今やバーマンと彼が作った規則や契約は医師たちの不満の種になった。一九八六年、マシユー・ソーントンはブルークロスに買収され、バーマンは退職した。バーマンはニューイングランド州の最大の保険者である、タフツ健康プランの社長に就任した（そこでは、社長としての収入を得るようになった）。実験は終わりを迎えた。

二〇〇五年におけるアメリカの医療費は、国民総所得の六分の一で、二兆ドル以上を費やしていることになる。[3] これは、国民一人あたりにすると、七一一〇ドルである。政府と民間保険は、この費用の八〇パーセントを折半している。残りは、患者の個人負担である。病院が約三分の一を受け取り、医師が三分の一、残りは他の介護施設や処方薬、保険制度の管理費用などに回るのである。アメリカ人は国の医療におおよそ満足しているが、金額には不満がある。保険のかけ金は二〇〇五年だけでも、九・二パーセント増加した。

費用を差し引いたあとの医師の収入は、医療費のなかの小さな部分でしかない。しかし、医師はかかった費用のすべてについて責任がある。診察室で一日のあいだに診た患者について、三万ドルに相当する医療行為を施す。専門医のコンサルテーションだったり、外科手術だったり、入院だったり、レントゲン写真や処方である。私がどのような指示や処方を出すかによって、こうした医療行為がどれだけ保険からお金を受け取れるかが決まってくる。この点で、費用に敏感であることがどうしても必要になるのである。正しく行うことと、うまくやることとの間の葛藤もそうである。

一二年前、私の息子のウォーカーの命を救った心臓手術の請求書をもらったときのことを覚えている。総額はおよそ二五万ドルだった。私が払ったのはいくらと思うだろうか？　答えは、五ドルだった。救急病院を受診し、そこの医師が青白い顔で苦しむ乳児が心不全を抱えていることを見つけた、最初の受診の際の自己負担分である。当時、私は研修医で、息子の医療費を支払えるような職についてはいなかった。もし、私と妻がこの費用を払わなければならなかったとしたら、破産するしかなかっただろう。しかし、保険のおかげで私たち夫婦も主治医も看護師も息子のことだけを考えればよかった。とてもよいことだと思う。一方で、これが経済学者の言うモラル・ハザードの原因にもなる。他の人が代金を払ってくれるのだから、自分の息子を救うためにいくらかかったとか、いくら使われたかは、気にならなくなってしまう。私からすれば、息子を救ってくれた医療者には一〇〇万ドルでも支払いたい気持ちである。他の人が払ってくれるのだから。値段決めは、他の人の仕事である。ここで患者と医師が保険者に対してもつ敵対意識が生じてくる。保険者が公共であるか民間であるかを問わず、金額や返戻、事前承認の歪みについての戦いがいつか終わると思うのは楽観的すぎる。

支払いをめぐる戦いをさせられると、いかに高額な医療費が続いてきたのかが顕著になる。今日の米国の医師は、世界中のどこの医師よりも、よい給与をもらっている。(4) 医師は米国の勤労者の平均収入の七倍を受け取っているし、この差は時間とともに大きくなっている（先進国の多くでは、この割り合いは三倍以下である）。このおかげで米国の医療は才能のある人を惹き付け、他のどの専門職よりも重労働をするようになった。同時に、国全体として無保険者に対して、対策がなさすぎた。アメリカ人の七人に一人は無保険者で、六五歳以下の三人に一人は今後二年間の間に無保険者になってしまうという。彼らは、そこまで収入が低くないので、政府の扶助プログラムにも合致しない。しかし、低賃金で健康保険がついていないような仕事にしかつけていない。自分たちを治してくれるような医師を見つけるのは、彼らにとっては難しい。医療費請求から生じる破産の率は受け入れがたいレベルに達しているし、高血圧や心臓病、虫垂炎やがんが発見されなかったり、不適切な治療を受ける割合が、増えてしまう。(5) 迷路のような保険制度が隅々に落とし穴を設けているのだ。

外科部長が私に採用を伝えた二、三日後、彼のオフィスに行き、私が希望する数字を伝えた。「それでいいよ」と部長は答え、お互いに握手した。今や私も自分がどれだけもらっているかを言うのが恥ずかしくなった。そのあと、しばらく話をした。研究や学会はどうするのか、当直は何回か、家族と過ごせる時間をどう確保すればいいか、などである。新しい責任のことで、興奮と心配でいっぱいになった。

話し合いが終わろうとするとき、大切なことを一つ聞き漏らしていることに気づいた。「健康保険はどのようなものがついているのですか?」と尋ねた。

死刑執行室の医師

二〇〇六年二月一四日、米国の地方裁判所は殺人犯マイケル・モラレスに対する注射によるカリフォルニアの死刑執行について、前例のない判決を下した(1)。この決定というのは、死刑執行などを行う際、医師、とくに麻酔科医監視のもとで行うことを州政府に対し要求するものであり、注射による執行の標準を大きく変えるものだった。この方法は、麻酔薬であるチオペンタールを呼吸が止まるほどの量を注射し、一分以内に意識を失わせるものである。次に、筋弛緩薬のパンクロニウムを投与し、そして致死量の塩化カリウムを投与する。判決によれば、カリフォルニアでの死刑執行の記録では、八人のうち六人において、筋弛緩薬を投与する前に呼吸が止まっておらず、これは筋弛緩薬によって窒息を起こした可能性があることを意味する。したがって死刑囚が生き埋めと同じ感覚を味わい、塩化カリウム投与によって、極度の痛みを感じた可能性がある。米国憲法修正第八条は、残酷かつ尋常ではない処罰を禁じており、このような苦痛は受け入れがたいと判断した。したがって、判決に従えば三つ目の注射が行われる前には、死刑囚が十分に意識を失っていることをチェックする麻酔科医を、州政府は死刑執行室のなかに配置しなければならない。あるいは、チオペンタールのみで執行する場合は、一般内科医の監督のもとで行わなければならないとした。

カリフォルニア州医師会、米国医師会、米国麻酔科学会は、ただちに、このような死刑執行に医師がかかわることは医師の倫理規定に明確に反していると抗議した。「医師は治療者であり、死刑執行人ではない」と、医師会会長は記者の前でそう述べた。しかし、二日の間に、刑務所当局は二人の麻酔科医が協力することを発表した。裁判所は、医師の名前を伏せることと、他の死刑立会人に顔を見せないことも認めていた。しかし、第九巡回裁判所への控訴審で、もし、死刑囚が注射後も意識を保っていたり、疼痛を訴えるならば、医師が追加の薬剤を投与することを規定する決定を出したあと、死刑執行前日に二人の麻酔科医は辞退した。二人ともこの規定を受け入れられなかった。死刑は延期された。モラレスは二〇〇六年一一月まで死刑が猶予された。連邦裁判所はそのあとも、注射による死刑執行には医学専門家を立ち合わせることを要求した。

米国では死刑も医療行為となったわけである。この事実は、医師や看護師が死刑執行に参加するよう求められたとき、専門職としての倫理規定と、社会全体の望みとのどちらをとるのかの選択を迫っている。医学界の倫理規定がいつも正しいとはかぎらないし、それは社会の法律もそうである。上手に行うことと、法令に沿って行うこと、倫理的に行うことの間には、重大かつ曖昧な違いがある。だから、それにかかわったそれぞれの医師や看護師がどう考えて自ら決断したかは、私にとって興味のあるテーマだった。

モラレスの判決は米国における死刑執行方法のたゆまない進化の究極だと言える。一九七六年七月二日、グレッグ対ジョージア州の判例では、最高裁判所は一〇年間の死刑執行中止のあと、死刑を合憲と判断した。六カ月後に執行が再開された。一九七七年一月一七日、ユタ州において、プロボ市のモーテルのマネージャーだったベン・ブッシュネルを殺害したゲーリー・ギルモアが銃殺隊によって処刑された。

しかし、銃殺隊による処刑はあまりに血なまぐさく制御困難であるとみなされるようになった。(たとえば、ギルモアの心臓は撃たれてからも二分間も動きつづけたし、射撃手は時には引き金を引くのをためらうことがある。有名な例として、一九五一年ユタ州で、五人の銃撃隊がエリシオ・マレスの心臓を打ち損じてしまい、右の胸に当たり、死ぬまでに長い時間がかかってしまった。)

絞首刑はさらに非人間的だとみなされるようになった。うまくいった場合でも、第二頸椎のところで、脊椎が骨折し横隔膜が麻痺し、死刑囚は一分以上かかって窒息死する。

ガス室もましとは言えなかった。青酸ガスによる窒息はチトクロームオキシダーゼと呼ばれる生命維持に必要な酵素を不活化することによって、細胞が酸素を使えなくするのだが、絞首刑よりもさらに時間がかかり、空気を求めてもだえ苦しみ酸素が使えず痙攣する死刑囚の様子を見て、死刑に立ちあった一般人が抗議するようになった。一九九二年アリゾナ州では、三人を殺害したドナルド・ハーディングは、窒息死するまでに一一分かかった。その様子があまりにも残酷だったために記者が泣きだし、検察官は嘔吐した。同じことをさせられるなら、辞職すると刑務官は訴えたのである。一九七六年以降、銃殺によって二名、絞首刑によって三名、ガス室によって一一人が処刑されただけである。

グレッグ以降の一〇〇人のうち七四人の処刑を含めて、合計で一五三人の処刑は電気椅子によるものであった。これならば、もっと早く受け入れやすい死を起こせると考えられたからである。しかし、電流がしばしば放電したり、肉を焼いたり、時には死刑囚から炎が出てしまうことがわかった。死後の検査は、しばしば体が冷えるのを待ってから行わなければならなかった。場合によっては、繰り返し電流を流さなければ、執行できないこともある。たとえば一九七九年のアラバマ州の場合、ジョン・ルイス・エバンス三世は二六〇〇ボルトの電流を二回受けてもまだ生きていた。警吏はジョージ・ワレス知事に電話したが、知事は継続を指示した。立会人が叫び声をあげているなか、三回目にして二〇分間の苦痛を経てようやくエバンスは死んだ。フロリダ州とバージニア州、アラバマ州だけが、いまだに電気椅子による処刑を続けていたが、最高裁判所の決定を受けて、この三つの州もこの方法を廃止した。

薬殺刑だけが、唯一、米国憲法修正八条にのっとった死刑執行の方法である。[2] なぜなら、これは処刑を医療化しているからである。死刑囚は、医療用のストレッチャーにあおむけに寝かされる。白いシーツが胸にかけられる。静脈注射用の管を腕に挿入される。オクラホマ大学麻酔科教授であったスタンレー・ドイツ医師によって一九七七年に考案された手続きに従って、死刑囚には最初に二・五―五・〇グラムのチオペンタールが死刑囚に投与される（通常の治療用最大量の五―一〇倍である）。この注射でも、脳の電気活動を止めることによって、心肺停止が起こり、死に至らしめることができる。しかし、チオペンタールだけでは、死が起こるまでに一五分以上の時間がかかることがある。そして、死刑囚は喘いだり、もがいたり、痙攣したりするように見える。そして、六〇―一〇〇ミリグラムのパンクロニウム（常用量の一〇倍）がチオペンタール注射一分後に注射され、筋弛緩を起こす。最後に、心停止をただちに起こすために一二〇―二四〇ミリ単位のカリウムが投与される。

当局はこの方法を好んだ。なぜなら、確立された麻酔の技術から借りてきたものであり、死刑執行を見慣れた医療行為のように見せるからである。以前の執行はあとからの反動を起こすような身の毛もよだつ見世物だった。（ミズーリ州では、死刑執行が刑務所内病院の処置室で行われるようになった。）立会人にとっても受け入れやすかった。薬剤は安価で手に入れやすかった。青酸ガスや三万ボルトの発電機はあまりにも手に入れにくかった。そして、当局者は医師や看護師に技術上の援助を求め、死刑執行の刑務官の技術で痛みがないかどうか、信頼ができるかどうかをチェックしてもらうようになり、手続きがより専門的な雰囲気で行われるようにしようとした。

しかし、医療による妨害があった。一九八〇年、ドイツ教授のテクニックによる最初の死刑執行が計画されたとき、米国医師会は医師がかかわることは医療倫理に対する重大な違反であると決議した。この決議はしかしあいまいすぎた。たとえば、以前から死刑執行時に行われていたように、執行後に死を宣告することが、倫理上受け入れられるのかどうかについては何も触れていなかった。したがって、一九九二年の医療倫理規定、二・〇六条において、米国医師会ははっきりと「望みがわずかでもあるかぎり、命を救うことを誓う専門職の一員である医師は、法的に認められた死刑執行に加わってはならない」とした(3)。ただし、死刑に関する医師個人の意見は、その個人の道徳的判断に従うとした。認められない死刑へのかかわり方として以下のように規定している。死刑執行の一部として、薬物を処方したり、投与すること、バイタル・サインをチェックすること、技術的な助言を与えること、注射する血管を選ぶこと、静脈注射を開始したり、管の設置を監視すること、医師としてその場に立ちあうことを含んでいる。執行後に死を宣告することも認められないとした。なぜならば、死刑囚がまだ生きていた場合にも、救命措置をすることができないからである。二つの行為だけが認められている。刑執行前の不安を和らげるために死刑囚の要求に応じて鎮静剤を投与することと、医師以外の者が死を確認したあとに、死亡診断書にサインすることのみである。

矯正施設医師協会の倫理規定は、さらに厳しい。矯正施設の医療専門職は、死刑執行に関するいかなる局面にもかかわってはならない。米国看護協会も同じような禁止規定を持っている。全国の薬剤師の会である米国薬剤師会だけがかかわることを認めており、執行に必要な薬物を準備することを倫理的に薬剤師が行ってよい行為と認めている。

一方、州政府は医療のかかわりを求めた。一九八二年、テキサス州で州刑務所の医療部長であるラルフ・グレイと医師であるバスコム・ベントレーは米国初の薬殺刑に加担することを認めた。ただし、死を宣告するだけであった。一度その場面に立ちあうことで、グレイは刑務官に求められて、どこに針を指すのが一番よいのか教えることになった。しかし、注射そのものについて助言をするのは拒み、刑務官が薬を用意するのをただ見ているだけだった。刑務官が注射器を押そうとしたとき、うまく動かなかった。刑務官がすべての薬剤を一度に混ぜたために注射器のなかで固まってしまったのである。医師の一人は、あとで「教えておけばよかった」と首を振りながら言ったとされる。

終わってから、グレイは死刑囚が死んだことを宣告するために近づいたが、実はまだ生きていた。もはや医師は処刑チームの一人であり、もっと薬の量を増やすように示唆することになった。

今日、死刑を合法化している三八州のすべてが薬殺刑に頼っている。一九七六年以降、一〇四五人の殺人犯が処刑され、八七六人は注射によって執行された。[4] 米国医師会と州医師会の強固な反発にもかかわらず、三八州のうち三五州は死刑執行に医師が加わることを認めている。一七州は義務化までしている。コロラド、フロリダ、ジョージア、アイダホ、ルイジアナ、ミシシッピ、ネバダ、ノースカロライナ、ニューハンプシャー、ニューメキシコ、オクラホマ、オレゴン、サウスダコタ、バージニア、ワシントン、ワイオミング州である。倫理規定を違反することによって、免許を失う恐れから協力する医師を守るために、通常、州政府は匿名と法的な免責を約束している。しかし、匿名が約束されているにもかかわらず、いくつかの州では、この方法の合法性と無痛性について法廷で証言させられたりしている。免責にもかかわらず、何人かの医師は免許剝奪の警告を受けている。今のところだれも剝奪されてはいない。

州政府は、刑務所に雇われている人も含めて、医師や看護師に死刑執行に参加することを拒否する権利を認めている。[5] それでも参加する医師や看護師がいる。それはどういう人たちなのだろうか、なぜそうするのだろうか。

この質問に対する答えを見つけるのは容易ではない。たとえ匿名を約束したにせよ、私のインタビューに応じてくれる医療者を見つけることは難しく、見つかったとしても自分の役割について話すことをためらう。私が見つけることができた死刑執行を手伝った一五人の医療者のなかで、四人の医師と一人の看護師がインタビューに応じてくれた。死刑執行の信奉者は一人もいなかった。なぜこの仕事をしたかについて、簡単に説明できる人もいなかった。この役割がいつの間にか向こうからじわじわと近寄ってきたのだとみんな言う。

A医師は、自分の住む州で八回死刑を手伝っている。このことについて話すことを極度に嫌がっていた。だが、最終的に私との会話に応じてくれた。

もうすぐ六〇歳になる彼は、内科と救命救急医療の専門医であり、家族と一緒に三〇年間同じ小さな町に住んでいる。周りからも尊敬されている人物だ。地域の住民のみんなが家庭医としての彼の診察を求めてやってくる。銀行員や同僚医師や市長もである。たまたま患者の一人が街のなかにある重罪犯罪人の刑務所の所長だった。数年前のある日、二人は診察中にお喋りを始めた。刑務所長は刑務所内診療所のスタッフ不足を悩んでいて、A医師に「よければ時々でいいから、受刑者を診てくれないか」と頼んだ。A医師は承諾した。自分のクリニックで働く方が収入が高かった。刑務所は一時間に六五ドルしか払わないが地域にとって刑務所は大事だし、その所長のことも好きだった。そして、一カ月に二、三時間だけのことだった。人助けになることが嬉しかった。

そして、一年か二年が過ぎ、刑務所長は別の問題について助けを求めてきた。州は死刑を認めており、議会で薬殺刑を全面的に採用することが決まったのである。その処刑は所長の刑務所で行われることになっている。医者が必要なんだと所長は言った。「A先生、助けてくれるか？　あなたが注射する必要はないんだ。ただ、心電図を見ていて欲しいだけだ」刑務所長は答えはあとでいいからと言って去って行った。

「家内は嫌がったよ」と医師は言った。「家内はね、なんでそんなところに行きたいの？　と言ったので」医師は迷った。「殺人犯の過去のことをいくらか知っていたからね」。二人はコンビニエンス・ストアに強盗に入ったときに、三人の子どもの母親を殺し、逃走するときにガソリンスタンドでガソリンを入れていた男性を撃ち殺した犯人だった。もう一人は、一一歳の少女を誘拐し、レイプし絞殺したという。「私自身は死刑について強い感情は持っていない。しかし、今の二人のような犯人に死刑を科すことを否定する気持ちもない。法廷で合法的に死刑の命令が下されたわけだ。そして、道徳的には二人が行った動物的な行動について考えるとね……」。結局、参加することに決めたのだ。心電図をモニターするだけだし、刑務所長と地域から必要とされていることだし、判決は社会の命令だし、そして、処罰自体は間違っていないと思ったからである。

最初の死刑執行のとき、カーテンを隔てて心電図を見ながら、受刑者の心拍をモニターするようにと言われた。ガラスの向こう側の立会人も受刑者もA医師を見ることはできない。技師が静脈への管を二つ刺した。彼からは見えないが、だれかが三つの薬剤を次から次へと押し出しているのがわかった。心電図を見ながら、正常なリズムがゆっくりとなり、波形が変化するのを見ていた。カリウム毒性による高い波形が出て、そのあと、心室細動による細かな波形が続いた。最終的に波はフラットになった。心停止によるまっすぐな線になった。三〇秒間、そのまま待ち、もう一人の医師にサインを送った。その医師は立会人の前に立ち、受刑者の動かなくなった胸に聴診器をあてた。三〇秒間、ジッと聞いたあと、医師は刑務所長に死を伝えた。三〇分後、A医師は帰ることができた。外の人ごみを避け裏口から出て、車に戻り帰宅した。

続く三回の処刑は容易ではなかった。管を血管に刺すための静脈を見つけるのが難しかったのである。受刑者は太っていて、血管には以前の薬物乱用による静脈注射の跡があった。技師は三〇分にわたって、あちこちの血管を刺したが諦めてしまった。所長が想定していなかったことである。A医師はこれまで何度も静脈注射の経験がある。「やってもらえませんか?」と言われた。

「オーケー、私が見てみましょう」とA医師は答えた。

これがターニングポイントだった。もっとも、A医師はそのときは気がついていなかった。援助するためにその場におり、問題が生じたから助けただけなのである。その他のことは何も思い浮かばなかった。

二人の受刑者のときには、ちょうどいい静脈を見つけて、管を刺すことができた。ただ、もう一人の場合は血管を見つけられなかった。周囲の注目が集まった。この場を何とかしなければならないという責任を感じた。受刑者はおとなしかった。受刑者がまるで慰めるかのように、「だれがやっても静脈は見つからないんだ」とA医師に言ったのを覚えている。A医師は直接鎖骨の下から中心静脈に管を刺すことを決心した。器具を探しに職員が走り回った。

どうやって管を刺したのかA医師に尋ねてみた。A医師は「他の患者に刺すのとまったく同じだよ」と答えた。鎖骨下に走っている太い静脈に刺すことにしたのは、そこがもっともよく使うところだからである。キットを開け三管腔カテーテルを出し、受刑者にこれからやることをいつものように説明した。受刑者のことが怖くなかったのですかと尋ねると、「いや」。その男性はとても協力的だった。A医師は滅菌グローブとガウンとマスクをつけた。その男性の皮膚を消毒した。

「なぜ?」と私は尋ねた。

「習慣だよ」と彼は答えた。局所麻酔薬を注射した。一発で静脈に管を刺した。そして拍動のない濃い色をした静脈血が流れてくるのを確認した。ガイドワイヤーを針に沿って差し込み、ワイヤーの周りに拡張器を入れ、最後にカテーテルを滑りこませた。すべてが順調に進んだ。管に生理食塩水を流し、皮膚にカテーテルを糸で縫いつけ、その上に清潔な保護材を貼り、すべてが普段の通りだった。そして、カーテンの後ろに戻って、薬殺刑の注射の様子をモニターしはじめた。

本当にA医師を悩ませたのは一例だけであった。警察官を殺害したその受刑者は、体重が約一六〇キログラムだった。静脈に管を刺すのは問題がなかった。三つの薬剤を注射したあとでも、受刑者の心臓は動きつづけていた。死戦期の鼓動だった。一分間に一〇—二〇回だけの拍動が心電図上で見られた。「もう、死んでいるよ」とA医師は主張したが、いまだに心拍が続いていた。刑務官たちは、A医師を見つめた。次に何が起こったかの彼の説明は他から私が聞いたこととは違っていた。他の人からは、A医師がもう一度カリウムを打つように指示したと聞かされていた。彼自身に聞くと、何もしていないと答えた。「記憶しているかぎり、私は何も言っていない。きっと、別の医師が言ったのだろうと思う」。たしかにそうかもしれないが、境界線はもう越えているのである。心電図を見ていたというだけで死刑執行に加わることを同意しているし、そこにいるというだけで、また経験者というだけで、死刑執行についてもっと多くの責任を自分自身で引き寄せることになったのである。おそらく、彼を死刑執行人であるとは呼べないだろう。しかし、それにとても近い存在である。そして、彼自身もそのことで悩んでいた。

私はA医師に自分の行為が死刑執行をモニターするところから、薬物の注射のプロセスで刑務官を助けることまでが、米国医師会の倫理規定に違反していることを知っているかどうかを尋ねた。「まったく気づいていなかったよ」と答えた。当然だろう、一九九九年に一回だけ行われた調査でも、死刑執行に関する医師に対するガイドラインのことを知っているのは、医師全体のうちのたった三パーセントだけだった。(6) しかし、A医師がかかわった薬殺刑の人道性は法廷で争われている。州政府は中心静脈への処置を必要とした受刑者の刑執行の細かな点も含んだ証言を求めて、彼を裁判所に呼び出した。地元の新聞がこのことを記事にした。町にも噂が広がった。しばらくしないうちに、診療所のドアに「人殺し医者」と落書きされているのを見つけた。医師免許剝奪の要求が州に送られた。以前には、倫理的な問題に気づいていなかったのだが、今は直面することになった。

自分の患者の九〇パーセントは私を支持してくれたとA医師は述べた。州の医道審議会は、刑の執行に加わることは、医師にとって認められた行動であるという州法に従い、免許を剝奪しなかった。しかし、これ以上議論に巻き込まれるのは嫌だと決心し、A医師はその後死刑に協力していない。今も、やったことは正しかったと思っている。もし、事前に米国医師会の声明を知っていたならどうしていたか、尋ねてみた。「決して協力しなかっただろうね」と、答えた。

B医師は診療の合間に私と会ってくれた。彼は、家庭医で約三〇回の刑執行に加わっている。ずいぶん昔から、まだ電気椅子が主な処刑方法だったころからかかわっていて、薬殺刑に移行したときも続けていた。いまだに協力医師の一人である。しかし、A医師よりも、もっと注意深く、自分の関与についてよく検討していることが明らかだった。彼もまた死刑にかかわることで悩んでいた。

B医師も同じく、最初は自分の患者から求められたのだった。「患者の一人が刑務所調査官だったんだ。彼の役割が何なのかよく理解していないが、州と収容者の間に立っている。州が収容者をきちんと扱っているかどうかをチェックするために雇われているようだ。死刑が再開されたあと、二件執行されたんだけど、二つ目のものに問題があったんだよ。医師がチェックしたときには、一、二分後でもまだ心臓が動いていたんだ。二人の医師は、刑務所の施設の近くに住んでいたというだけで、自発的に協力したんだが、このケースのために二人ともかかわることをやめてしまった。このあと、当局は別の医師を探すのにとても苦労したんだ。それで私の患者が話を持ちかけてきたというわけだよ」

B医師は本当に巻き込まれたくなかった。そのとき、四〇代だった。トップレベルの医学部を卒業していた。一九六〇年代のベトナム戦争にも抗議していた。「何年もするうちに、ヒッピーの過激派から、中流アメリカ人に変わったのさ。私はもうどんな流行にも乗らなくなってしまった」と。患者が言うには、死を宣告してくれる医師さえいればいいのだという。B医師は個人的には死刑に反対ではなかった。そして、「そのとき、同意してしまったねえ。しかし、死亡宣告だけだ」と言った。

死刑執行は電気椅子で二、三日後に行われた。「見るに堪えないような様子だったねえ。刑務官たちは、電気椅子自体は問題ではないといっていたが、その椅子の三〇センチくらいまで近くに寄ると何とも言えない気持ちになる」。執行が終わってから、すぐには死刑囚のところに行かなかった。かなり経ってから死刑囚のそばに行って、全身の診察を行った。頸動脈の脈をチェックし、聴診器で三度心臓の音を聞き、ペンライトで瞳孔反射をチェックした。これらが終わってようやく死を宣告した。

最初のケースのあと、このまま続けるかどうか真剣に考えた。図書館に行って調べもした。そのときに、一九八〇年の米国医師会のガイドラインを見つけたのだった。そして、死の宣告以外何もしなければ、倫理的に正しくふるまっていることになることがわかったのだった。（これは執行場所で死を宣告することも倫理規定に違反しており、ただ、死亡診断書にあとでサインすることだけが許されるという一九九二年の米国医師会改定前の話である。）

ガイドラインを知り、執行にかかわることについて、安心し、このまま続けることにした。同時にかかわることについて、はっきりとした境界線を引くようにした。最初の薬殺刑のとき、彼ともう一人の医師は、「薬物を投与するその部屋のなかにいた。そこで、心電図モニターを見ることもできたし、他のものもいろいろ見ることもできた。しかし、刑務官に頼んで、私たち二人を出させてもらった。心電図には近づきたくないと言ったんだ。静脈が見つからないときにどうしたらいいのか尋ねてきたときもあったが、私は、私が手助けする気はないと答えた。他に薬の量を尋ねてきたり、薬の入手の問題があったりしたが、いかなる理由でも巻き込まれる気はないと答えたんだ」。

B医師は、死刑執行の過程から距離をとるようにはしていたが、だからといって、完全に倫理的に潔白だとは言えないこともわかっていた。自分が死刑執行を助けることを拒めば、刑務官は他に助けてくれる人を見つけてくるだけだった。他の人がいることで、自分が助かったわけである。「もし、医者や看護師がまったくいなかったら、薬殺刑がうまくいくとは思わないね。私が巻き込まれずにすんでいるのは、他の人が巻き込まれているからだとわかっているよ」

「刑務官が私に来てくれと呼び出すたびに、倫理について悩むね」。妻も夫がかかわっていることを最初から知っていたが、子どもたちには大きくなるまで何も伝えなかった。他の人にも彼は秘密にしていた。診療所のスタッフも気づかないでいた。

悩みの種は、薬殺刑が残酷に見えるからではない。「たいていの場合、薬殺は静かなものだ」と、彼は言う。死刑で何か達成できているのかどうかが怪しいことが彼を悩ませる。「制度全体が間違っているように思う。死刑執行を見れば見るほど、本当にこれでいいのか考えてしまう。司法制度が袋小路に入っているような気がする。薬殺刑が何かが起こるのを減らしているようには思えない。死刑囚が三歳や四、五歳になる前に、何かしておかないかぎり、彼らがやることについて何の影響も与えていないような気がするし、それがやるせない。幼稚園に行く前から死刑囚には問題が生じているし、死刑執行はそのことについて、何も触れていないと思うんだ」

私と話すことをもっとも嫌がっていたのは、州刑務所でフルタイムで働いている医療関係者たちだった。それでも二人が同意してくれた。南部の州の刑務所で働くC医師と西部の州で働いていたA看護師である。A医師やB医師と比べれば、二人は死刑執行にかかわることについて、さほど悩んでいるようには見えなかった。

C医師は他の二人の医師よりも若く、刑務所の医師のなかでも若い方だった。彼の個人情報が守られるか信用できないようで、おそらくそれはだれかが私と彼の会話を知ったときに仕事に影響することを心配していたからのようだ。他の人からは、C医師が最低でも二つの死刑執行にかかわっていたと聞いているのだが、C医師はおおまかな話しかしてくれなかった。しかし、自分の信念ははっきりとさせてくれた。

「矯正施設で働いているかぎり、死刑執行にかかわることもやらなければいけないことの一つになるはずです。死刑執行は、公共部門の仕事のなかのごく小さな一部にしかすぎないものです。社会のなかの多くの人は受刑者は医療を受ける必要がないと思っている人もいるでしょう。しかし、職務として法に従わなければいけないし、その法は刑務所の医師に対して正しいケアを与えろと命じているのです。受刑者に対する罰も決められています。一三人の陪審員と州の民衆が決断を下しているのですから。その州の住民であるかぎり、それが法律だし、それに従うことが義務だと思っています」

C医師はさらに「もし、私の家族が死刑を受けるとすれば、薬殺刑で行って欲しいと思います。そして、それが完璧に行われたかどうかを知りたいと思います」と続けた。

A看護師は自分のかかわりをほぼC医師と同じように考えていた。ベトナム戦争で海兵隊として戦い、復員後、看護師になった。陸軍予備役として、ボスニアとイラクでも外科チームの一員として従軍した。集中治療病棟で長年働き、今は患者で溢れている救急部門の看護師長として、およそ一〇年間働いていた。そして、州刑務所の看護師の仕事に採用されて、そこで薬殺刑を一例手伝った。

州で初めての薬殺刑だった。「そのときは薬殺刑について、無知でした。州職員のなかで何が必要かわかっている人が一人もいなかったんですよ」と、A看護師は述べた。刑務所長はテキサス州のマニュアルを持ってきていて、簡単にできると思っていた。医療スタッフとして、必要な人は？　と聞いたら、刑務所長はA看護師に「静脈注射は私がやるよ」と答えた。実は、所長は一度もやったことがない。

「先生、あなただったら所長にやらせますか？　未経験な人なら何度刺してもうまくいきませんよ」。私に尋ね、「私なら所長にはやらせません。良心の呵責はなかったし、これは正しく行われるべきことで、必ず行わねばならないことなのだから、私以外にやる人はいないと思いました」とA看護師は続けた。

しかし、言うのはやさしいが実際にするのは難しい。「看護師として海兵隊にいたときのことですが、二度と人の命を奪うことに何も感じない人間にはならないようにしたいと思ってきました。しかし、社会が刑罰を決めたことだし、それはいくつもの司法判断によって検討済みのことなんです」と彼は言った。この受刑者は四人を殺し、刑務所に入ってからも殺している。彼は郡検事に怨みを持ち、共犯者に命じて、彼と妻子の住む家を爆破した。そして共犯者が寝返って証人台に立つと、その死刑囚はその男が拷問され、護送中に殺されるように仕組んだ。この男が死刑になるという判決にはまったく反対する気にはならなかった。

A看護師は、自分のかかわりを深刻に受け止めていた。「医療チームのトップとして、受刑者に人間としての敬意を払いながら、すべてを完璧に行うことが私の責任なのです」と、州の看護師協会で彼は語った。米国看護師協会の倫理規定に違反はしているが、州の協会は州法の元では、注射器を押すこと以外のすべてが認められていると述べた。

彼は薬局に薬剤購入の伝票を書いた。一般市民の協力を求めて、注射器を押すリハーサルを行い、刑務官が受刑者を固定できるように練習させた。処刑の日、まるで手術でも始めるかのように看護師は手洗いをしマスクと帽子と滅菌ガウンと手袋をした。受刑者にこれから何が起こるかをきちんと説明した。二つの静脈への管を刺し、テープで固定した。刑務所長が最後の命令書を読み上げ、受刑者に最後のことばを許した。

「有罪か無罪かについては、受刑者は何も言いませんでした。「この処刑はここにいる全員を自分と同じように人殺しにするんだ」ということばだけでしたね」

刑務所長が注射を開始するサインを送った。看護師が注射器を静脈注射の管につなぎ、協力してくれる一般市民にチオペンタールを押しこむように指示した。受刑者は「うん、感じるねえ」と、言いはじめ、そのまま事切れた。注射が完了した三分後、受刑者の心電図は平らになった。その場にいた二人の医師は、死を宣告した以外は何もしなかった。

私個人は死刑に賛成である。一九九二年のクリントン大統領選挙のとき、私はスタッフになっていて、死刑賛成の大統領の立場を擁護するのが役割だった。死刑によって殺人を防止できるというような幻想は持っていない。そして、司法制度が無実の者を死に追いやることを防止できるかどうかについては疑いを持っている。しかし、死に値するような罪を犯す人間はいるとも信じている。オクラホマ・シティ連邦政府ビル爆破事件で一六八人の死亡者を出したティモシー・マクヴェイが処刑されたことや、三三人を殺害したジョン・W・ゲイシーなどが処刑されることに心は痛まない。

だが、処刑がどのように行われるか、正確なところについては考えたことがなかった。そして、処刑に医師や看護師がかかわることは本能的に間違いだと考えていた。一般人は医師や看護師が命を救い、癒しを与えるという理由で、意識を失くすまで薬を投与したり、身体を切り開いたり、他では傷害罪とみなされるようなことも、われわれだけに許しているのだ。州政府が刑罰を与えるという目的のために、これらのスキルをコントロールすることは、危険な悪用のように見える。社会は医療者に強大な能力を許している。だから、この能力を個人を傷つけるために使おうとすれば、社会の信頼を裏切るというリスクを冒すことになる。

私がようやく見つけた医師や看護師とのインタビューは、いろいろな考えを引き起こした。しかし、最後のD医師と話したときには、さらに困惑した。彼は、救命救急で働く四五歳の医師である。被虐待児のシェルターでボランティアもしていた。ホームレスを減らす仕事もしている。彼は、死刑というものが非人間的で、非道徳的で、利点もないとして反対している。一方で、六人の処刑に加わったのだ。

約一〇年前、彼の勤める病院が面する通りに新しい拘置所が建った。そこには、彼の病院の救急救命室のような広さの診療室があった。「その拘置所は医師を募集していたので、単に好奇心からだったのだけど、そこで働きはじめたんです。そこの仕事は好きだったね。拘置所は医療の盲点だったんですよ。拘置所は刑務所とは違い、逮捕されて裁判を待っている人たちを入れるところなんですが、大半の人は二、三時間から数日入れられて釈放されます。薬物乱用と公務執行妨害が多くて、多種多様な病気や問題があるし、拘置所の収容者は面白い人たちだったよ。救命救急室と状況がとても似ており、そこで働けば、社会と公衆衛生に大きな影響を与えられると思いました。いつしか、拘置所での仕事をもっと増やすようになりました。拘置所の医師仲間を作り、矯正医療の推進者になったんです」

三年前に彼の住む州で、処刑にかかわっていた医師が辞めた。当局はD医師のグループでやってくれないかと尋ねた。答えを出す前に、彼は処刑を見学しに行った。「とても衝撃的な経験でした。目撃してショックを受けた」という。大学時代から死刑には反対していて、何を見てもそれは変わらなかった。しかし、同時に矯正施設で働く医師として、やらなければならないことがあるとも感じた。

彼は処刑にかかわることについての倫理規定を調べた。米国医師会の反対も知っていた。同時に、受刑者が死ぬ瞬間に仕事を放棄してはいけないという義務感も感じた。「われわれ医師は、その個人の運命を決めることはしません。私から見れば、これはちょうど、末期がん患者のような終末期医療の問題なんです。違いは、病的プロセスか、法的プロセスかだけです。ある患者がいて、病気が治る見込みがなければ、われわれは医師として、苦痛を取り除くことが義務です。死刑の場合でも、患者はがんで死んでいく患者と何も変わりません。違いは、その患者のがんは法の命令だというだけです。そのがんを治療することは、死刑を廃止することです。しかし、人民と政府が医師にそうさせてくれないとすれば、患者は死ぬしかないし、そうならば、痛みを取り除くべきではないでしょうか」と、D医師は語った。

彼のグループは当局と契約し、そののち、すべての処刑に医療チームとして加わるようになった。静脈に管を刺すときに問題が起これば、援助できるように待機している。執行中に痛みや苦痛を感じないようにすることが、医師の業務だとD医師は判断している。D医師自身は心電図をモニターし、死の宣告を行う。心電図の波形の変化をジッと見ていると、救命救急の医師として、この不整脈を治療したいという反射に駆られるのだという。このことを除けば、彼の反応はそこにかかわったすべての人に対する悲しみの感情である。このような人生に至った受刑者自身、被害者、刑務官、医師に対してである。医師チームに対する支払いは、悪くない。一万八〇〇〇ドルである。自分の取り分は、被虐待児のシェルターに寄付している。

インタビューの三週間後、D医師は自分の名前を公表してもいいよと伝えてくれた。カルロ・ムッソ医師である。ジョージア州で処刑を手伝っている。自分が何かを隠しているかのように思われるのが嫌だし、面倒も起こしたくないとムッソ医師は言う。しかし、彼の医師免許と米国医師会の会員資格を剥奪すべきだと訴える者がおり、ムッソ医師は戦いを覚悟していた。「患者に対する責任を放棄して逃げ出すことは、絶対におかしいと思う」と彼は言った。

薬殺刑が痛みを伴わず、平穏であることは、疑いがない。しかし、司法はそれを保証するためには医療者の手助けと判断が必要だと認識している。静脈に管を刺したり、意識をモニターしたり、薬の投与タイミングと量を調整したりなどである。近年、ケンタッキー州とイリノイ州で地域の医師会が、処刑に医師がかかわることを禁ずる法を成立させた。しかし、二つの州の当局は、医療者の監督に頼ることをやめる気はなく、医師の代わりに看護師と麻酔資格を持つ看護師を雇うことにした。では、医療者のかかわりを求める政府の努力と医療者の倫理の間をどう調和させればいいのだろうか。変えるべきものは倫理の方なのだろうか？

死刑執行の過程において、熟練が必要だという医師や看護師の主張は説得力がある。しかし、こうした医療者が患者の痛みを取り除きたいと言うとき、私から見れば、受刑者は患者ではないということもはっきりしてくる。純粋な患者と違って、受刑者は医師の「処置」を拒否することができない。さらに言えば、受刑者やその家族は、担当医の名前を知ることすら許されていない。そして、医療上の援助は政府の目的に奉仕するためだけに使われている。受刑者の患者としての求めには応じない。処罰の道具として医療が使われているのだ。静脈を探り管を刺す医師の手とカリウムを注射するタイミングを計る腕は同時に殺しの手腕である。この事実から逃れることはできない。

この事実から私が考えるのは、医療者は倫理規定の側に立ち、処刑に医師や看護師がかかわることを法的に禁じることである。そして、もし、裁判所が言うように処刑に伴う痛みと残虐さが違憲であるから、処刑は医療者の手を借りずには行えないとなったなら、死刑そのものを廃止すべきである。

もっとも邪悪な殺人者を終身刑で罰することは、死で罰することよりも厳しいのはさらに明らかである。しかし、医療者の倫理の原則を政府が壊してしまうような社会は明らかに、もっと悪い。政府はおのれの目的のために、医療技術を個人を害するために使おうとしている。(7) 受刑者の尋問のために、医師を使うことや、医療記録や死亡診断書を書いたり、強制的な栄養補給のために胃に栄養チューブを入れたり、あるいは処刑することなどがその例である。人の身体を操作する医療技術が向上すればするほど、政府がわれわれの技術により多くの関心を持つようになる。医療の倫理を守ることが今ほど必要なときはない。

私がインタビューした四人の医師と看護師は、自分たちの専門職の昔からある倫理に反して活動していた。彼らのひとつひとつの行動は、医療の倫理を事実上無意味なものにしていた。刑務所が死刑執行にあたり、一部の医師や看護師に頼りつづけるかぎり、その他大勢の人の倫理は無関係ということになるだろう。ただ、これも付け加えておきたいのだが、私がインタビューした人たちの多くは、自身の道徳的な義務を真剣に受け止めていた。この真実も忘れてはならない。

医師や看護師にとって、簡単なやり方は、文章になった規則に従うことである。しかし、われわれ個人個人は規則や法に盲目的に従ってはいけないという義務がある。医療において、さまざまな場面でどうすることが正しくベストなのか、いつも葛藤と直面する。終末期の患者の苦痛を和らげることや、慢性疼痛の患者に麻薬を投与すること、重症患者の延命治療を中止すること、妊娠中絶、そして、死刑執行などあげればきりがない。すべてが、専門職としての規則や政府の規制のもとにある。そして、このような規則や規制がもとから間違っていたり、将来、間違いだったと判明することがよくある。迷いが生じたとき、決めるために私たちがいるのだ。知的かつ賢明な選択をするために、ベストを尽くさねばならない。

しかし、時折、私たち自身が間違える。薬殺刑によって、八七六人の死を可能にするために、自らの特権を使った医師や看護師のことを考える。われわれは各個人が結果の責任をとることに備えなければならない。さらに言えば、われわれの能力を上手に使うことが、正しく使うことと、矛盾する場合があることを認識し、備えることが必要だ。死刑執行を手伝うことはそのよい実例である。しかし、唯一のものではない。まだもっと難しい問題があるのだ。

戦い

私は今まで、医師として一番つらい戦いは、その技術を学ぶことだと思っていた。しかし、それは違っていて、自分が何をしているかについてよく知っているという自信ができたときにこそ、失敗で苦しむのである。それは、仕事のきつさでもない。時折、疲れきって心がささくれだっているようになるときもあるのだが。医師になることでもっとも辛いことは、今の私からみれば、何ができて何ができないかがわかることである。

ある秋の日、トーマスという患者さんがクッシング症候群のために診察室にやってきた。この病気はホルモンの病気で副腎皮質が肥大し、ステロイドホルモンの一種であるコルチゾールが大量に分泌されるものである。ちょうど、静脈からステロイドを過量に投与しつづけるようなものである。そしてこのステロイドは筋肉を隆々とさせる種類のものではなく、壊してしまう方なのである。

トーマスは七二歳だった。ニューヨークで高校の歴史教師を退職したあと、妻とコッド岬に住み、活動的に日々を楽しんでいた。健康には問題がなかった。高血圧の薬と時々右の股関節の薬を飲んでいるだけだった。去年の冬、レントゲン写真で影があり、CTを撮ったところ、左の腎臓に約一〇センチの大きさのがんが見つかった。あとから見ると、副腎もやや大きくなっていたが、そのときはがんが問題だった。トーマスは腎臓摘出術を受けた。がんはまだ初期で問題なく回復した。

この二、三カ月の間に、トーマスの顔、足、腕に顕著な腫れが出てきた。全身が丸みを帯びてきたように見えた。出血もしやすくなった。抗がん剤の化学療法中の患者やHIV患者だけがかかるような真菌性肺炎などの普通は起こらない肺炎を繰り返し起こすようになった。医師には彼の病気は謎だった。あらゆる検査を行って、最終的にコルチゾールの血中濃度がきわめて高いことがわかった。クッシング症候群である。CTで副腎皮質が正常の四倍以上のサイズに大きくなっており、それがステロイドを分泌していることがわかった。原因を探すためにさらに検査を行った。もっとも多い理由には、脳下垂体の異常がある。しかし、何も見つからなかった。トーマスは疲れやすくなり、体を動かすだけでも、大変な努力が必要だった。夏には階段を上ることも困難になった。九月には立ちあがるだけでも大変になった。内分泌科医はホルモンの作用を止める薬を処方した。しかし、一一月にはトーマスはまったく立てなくなり、車椅子生活になった。抗真菌剤を出しても、肺炎は何度も起こった。コントロール不能な副腎皮質から出されるホルモンが筋肉を破壊し、免疫系を遮断してしまっているのである。

一一月末の感謝祭の少し前に、私のところに紹介されてきた。彼の妻は困惑を隠せないようだったが、患者自身は穏やかで車椅子に乗り、蛍光灯で照らされた診察室にいるにもかかわらず威厳すら示していた。彼の身長は一八六センチで、カリブ海系の黒人、話は明快で教室で授業をしていた様子を彷彿とさせるものだった。私は、隠さずに話した。副腎皮質の問題を治すためには、副腎を二つとも摘出しなければならないと伝えた。副腎皮質は腎臓の上にのっかっていて、ちょうど、黄色の三角帽のような形をした肉のかたまりで、右は肝臓の下にあり、左は胃の後ろ側にある。そして、二つをとることはかなり大きな手術になることを話した。過剰なホルモンの問題は、手術では少なすぎるホルモンの問題になる。血圧が下がったり、抑うつ的になったり、疲れやすくなったりする。感染や外傷のストレスに対する反応の致命的な低下が起こるだろう。ただし、ホルモンを補う薬を飲めば、これらはほぼ予防ができる。

手術は大がかりなものになり、大出血から臓器不全まで重篤な合併症が起こる可能性もある。とくに現在の健康状態が悪いことと、以前にがんのために腎臓をとったことも影響する。しかし、もし手術を受けなければ、さらに体力は低下し、数カ月で死んでしまうこともはっきりしていた。

トーマスは死にたくなかった。一方、手術とその結果がどうなるかも、考えるともっと怖いと話してくれた。痛いのは嫌だし、家から遠く離れるのも嫌だった。私は彼に、不安のことは横に置いておいて、何が将来の望みかを尋ねた。彼の答えは普通の生活に戻りたいし、妻と過ごしたいし、家の周りの海岸をまた歩きたいと彼は言った。それは手術を受ける理由になるねと私は答えた。リスクが伴うのははっきりしている。そのあと回復するのも大変だし、手術してもうまくいかないかもしれない。しかし、これが残された唯一のチャンスであり、すべてうまくいけば彼の望みは叶うことになる。彼は手術に同意した。

技術的には、手術は何ごともなくスムースに終わった。副腎皮質を切除し、コルチゾールの血中濃度は激減し、薬で日常生活は保たれるようになった。もう、死ぬことはない。しかし、これを書いている七カ月間、自宅には戻れないでいる。手術後三週間の間、彼は昏睡状態だった。肺炎が再燃したのだ。気管切開と栄養チューブが必要になった。そして、腹腔内感染症が起こり、ドレーンチューブがあちこちに必要になった。病院内にはびこる二つのバクテリアによる敗血症も起きた。集中治療室で四カ月間過ごし、その結果さらに、わずかに残っていた筋肉もダメになった。

トーマスは今は長期療養施設に入院している。最近、救急車でストレッチャーに乗ったまま、私の診察を受けにきた。施設の担当医は少し力が出てきたと言った。しかし、診察室では枕から頭を持ち上げるのが精いっぱいだった。気管切開の箇所をふさいで彼が喋れるようにした。いつになったら、また立ちあがって家に戻れるのかと私に尋ねた。わからないと言うと、彼は泣きはじめた。

私たち医師は、今日、現代医学のおかげで素晴らしい能力を持っている。それを使いこなせるまでになるのは大変難しい。その限界を知ることはすべてのなかでももっとも難しい。

ある日、ニューハンプシャーに住む家内のいとこが、一二歳の娘、カリーのことで電話をしてきた。一年と少し前、急に彼女は息苦しさを訴えた。胸部レントゲン写真は腫瘍が広がっていることを示していた。それは、リンパ腫であったが、ピーター・フランクリンが医学生のときにかかったものとは違って、非ホジキンリンパ腫だった。この段階では八〇パーセント以上の子どもは治ると言われていた。標準的な六カ月間の化学療法がカリーに行われた。彼女の髪の毛は抜けおち、唇は水ぶくれした。体力は落ち、繰り返し嘔吐した。しかし、あっという間にがんは消えた。そして、数カ月後、腫瘍は再び成長し以前と同じくらいの大きさになっていることが判明した。化学療法のあと、リンパ腫が再発したときに、どうなるかは教科書には書かれていなかった。書いてあったことは、「予後不良」ということばだけだった。カリーの腫瘍内科医は別の治療を提案した。彼女と家族は新しい化学療法を試すことを決心した。しかし、一回目の投与で、カリーの白血球は極度に減少し、数週間入院することが必要になった。腫瘍内科医はカリーと家族と今後どうするかについて話し合いをした。さらに別の化学療法を試すことに決めた。再び、白血球は激減した。腫瘍は一センチも縮まらなかった。

このとき、父親であるロビンと私が話をした。ロビンには何をしたらいいのか、何をすべきかわからなかった。三つの化学療法の後もがんは成長を続けていた。がんからの分泌液を排出するために、カリーの胸には二センチの太さのチューブが差し込まれていた。耐えられないほどの吐き気にも悩まされていた。嘔吐のために食事も取れなくなった。疲れきっており、やせ衰えていた。胸にはチューブがあり、がんがあり、針が刺さっており、交換するガーゼがあり、毎時間、痛みに苦しんでいた。他の化学療法や実験的な治療、たとえば骨髄移植という治療法も残ってはいる。しかし、生き延びられる確率はどのくらいのものだろう。ロビンはそれが知りたかった。治療をもっと受けさせるべきなのか？　それとも家に連れ帰ってそこで死なせた方がいいのだろうか？

まるで病棟のなかに境界線を一本引くかのように、医師に何ができるのか、何ができないかについて、はっきりとした線を引こうと大勢の人が議論している。医学評論家は、人生の終末の六カ月間に公共のお金の四分の一を使うことは大変愚かなことだとしばしば問題にする。おそらく、このような無駄な金遣いは医師も止められるだろう。しかしそれができるのはいつが最後の六カ月間か知っているときだけである。

不確実さに直面したときに、私たちは戦ってくれる医師を求めてしまう。知り合いの伝手を頼って、ノースカロライナ大学の産婦人科の名誉教授であるワトソン・ボウズ二世に会った。話すなかで、ボウズ教授が自分のキャリアのなかで何をもっとも誇りに思っているかを尋ねた。実験室での発見や産科技術について話してくれるものと期待していた。教授は胎児に酸素がどのようにして運ばれるのかについての基礎的な研究業績があり、米国で胎児に対する最初の輸血を行ったうちの一人である。[1] しかし、彼が語ってくれたことは、一九七五年にコロラド大学でまだ駆け出しだったころにやった実験のことだった。当時、二カ月以上の早産で生まれた未熟児は生き延びられないとされていた。したがってほとんど処置をしないのが普通だった。その一年間で彼は未熟児を生きていけるとして治療することにした。どれだけ青白く弱く小さかったとしても、である。彼のチームは新しい技術を使ったわけではない。満期出産の新生児にするのと同じことをすべてやっただけである。出産時に問題が起これば、帝王切開を行った。以前にはその手術は子どもを犠牲にして母親を救うために行われていたものである。当時はだれもやらなかった胎児の心臓モニターを使うようにした。未熟児がどれだけ弱々しく死んでいるかのように見えたとしても静脈を確保し呼吸器に入れた。そして、早産で一五〇〇グラムに満たない未熟児の大半が、生き延びてかつ健康に育つことを発見した。未熟児のために戦う医師がいたからこのような発見が生まれた。

患者が完全に正常で健康になるかどうかわからないときでさえ、医師には戦って欲しいと思う。イラクとアフガニスタンでの戦争のことをもう一度思い出して欲しい。以前は救えなかった兵士を軍医たちが救う方法を身につけていった。兵士のほぼ一〇〇パーセントがやけどを負い、重傷かつ後遺症が残るような頭部外傷があり、腹部を損傷し、手足の四本のうち三本が吹き飛ばされた兵士もいた。両手がなく片足だけでどのような人生が送れるのかはだれにもわからない。しかし、医師には諦めずに戦って欲しい。患者の傷がどんなに重かったとしても、どんなリハビリを行っていけばいいのか技を磨くことが医師の務めだと思って欲しい。医師には諦めずに道を切り開くことを人は期待しているのである。

日常のありふれた状況でも医師には戦って欲しいと思う。私の九歳の娘、ハティーは、重い乾癬に長い間悩まされていた。命にかかわるものではない。しかし、このために体中、膝から背中、頭、顔に、紅くて痒いポロポロと皮がむける紅斑があちこちにできていた。皮膚科医は強力なステロイド軟膏と薬をいろいろと試した。多少は症状が改善したが、大きなものだけが消えた程度だった。「これくらいが医療にできる限界だ。病気をコントロールできるのが関の山で、大きくなったら何とかなると思うしかない」と皮膚科医は言った。何年かそのままで耐えていた。娘はとても嫌がり、とくに顔にできたものを嫌がった。ハティーは別の医者に連れて行ってくれと言いつづけた。最後にとうとう、娘の言うとおりにした。二人目の皮膚科医は、「今までとは別のことをやってみたいのだが」と言った。医師はハティーにごく普通の抗生物質であるアモキシシリンを処方した。「大人の場合はうまくいかないんだけど、たまに子どもには効くんだよ」と言った。二週間で紅斑は消えた。

医師にとっての、簡単で意義深い原則は「常に戦え」ということになるだろう。何かもっとうまくやれるのではないかと探しつづけることである。私はこの原則を好んでいる。助けられたはずの命を諦めるというような最悪の医療ミスを防ぐことにもつながる。

腰痛に処方されたイブプロフェンのために胃から出血し、ショック状態に陥った高齢の祖母のことを相談してきた友人がいた。おびただしい出血だった。出血を補うためだけに何単位もの大量の濃厚赤血球と血漿を圧縮バッグに詰めて、虚脱した静脈にできるかぎり早く入れるために、ポンプで注入するという輸血を繰り返した。緊急内視鏡検査と血管造影が行われ、何時間もたってから、破れた血管が発見され、出血が止まった。しかし、そのあともうまくいかなかった。集中治療室に何週間も入ることになり、意識はなく呼吸器が必要になった。患者には心不全と呼吸不全があった。最後には気管切開と栄養チューブ、片腕には動脈への管、首には中心静脈への管、そして尿道カテーテルが繋がれた。一カ月以上よくなる兆しはなかった。祖母をこのような状態に置いておくことに家族も苦しんでいた。回復して生活をもとに戻せる可能性はほとんどないように見えた。最後に家族は医師に「延命治療はもうやめて欲しい」と伝えに行った。

しかし、医師は待ってくれと言った。もうしばらく待って欲しいというのである。医師は家族の気持ちも汲んでくれたが意見は変えなかったと友人は言う。医師はここで止めることは考えていないという。それで家族も医師の判断に任せることにした。一〇日ほどたってから、友人の祖母の状態は劇的に改善しはじめた。管を抜くこともできた。気管切開の痕も治ってしまった。死地から抜け出し、回復するまで何週間かかかったが、日常生活にもどり、それから数年間健康に生きることができた。「祖母は会うたびに「帰ってこれて本当によかったわ」と何度も言っていた」と彼は言った。

だから、おそらく医師は決して諦めてはいけないし、戦いを止めてもいけない。しかし、不確実さの前に何をすればよいのだろうか？　医師になって何年か経つうちに、この原則は実行可能でも、人道的でもないことに気づくようになる。すべての医師は外科医であれ、精神科医であれ、皮膚科医であれ、たとえどれだけ努力をしたとしても、治療不能な患者や診断すらつかない患者に遭遇するようになる。私も自分の診察室に来た患者で何人か慢性の重い腹痛を訴える患者を持っている。原因を見つけるように考えられるかぎりのことはした。ＣＴもＭＲＩも行った。消化器内科医に紹介し、胃と腸を内視鏡で調べてもらった。膵炎や胃炎、潰瘍、乳糖不耐症、あまり知られていないセリアック病のようなものも除外した。痛みは続いた。患者の一人はとにかく胆嚢をとってくれと訴えた。かかりつけの内科医もそう言うからと。痛みの場所は胆嚢の場所に一致していたが、どの検査をしても胆嚢は正常だった。胆嚢が痛みの原因だという賭けに出て切除してしまうだろうか。治療中のどこかの時点で、自分では何も解決ができない問題に突き当たっていると認めざるを得なくなるし、さらに激しく戦うことは治すよりも害を引き起こすことが多くなることも認めねばならない。できることが何もないというときがあるのだ。

ある日、廊下を歩いているときに、集中治療室の看護師の一人ジーンが私を呼びとめた。はっきりと彼女は怒っていた。

「医者って何様のつもり？　先生って、止めどきというものを知らないの？」

その日、ジーンは肺がんの男性患者を担当していた。片肺を切除術後五カ月間、三週間を除いて、集中治療室に入っていた。術後すぐに残った肺に肺炎が起こり、気管切開と呼吸器がなければ、息ができない状態になっていた。薬で鎮静がかかっており、それをやめれば、酸素濃度が下がってしまう。手術で胃瘻を設置し、チューブから栄養を摂取していた。敗血症のために肺炎が起こり、人工透析が必要になっていた。かなり以前から、病院以外の場所では、生命を維持できないことは明らかになっていた。しかし、医師も患者の妻もこの事実に直面することを避けていた。なぜなら、がん自体の手術は成功していたし、患者は末期状態ではなく、まだ五〇代だったのである。そして、ベッドに横たわり、改善する見込みはなく、医師にできることは悪化するのを防ぐことだけだった。ジーンにとってみれば、このような患者は一人だけではなかった。

ジーンと話し合ううち、あまりに早く諦めてしまった医師のことも話してくれた。そこでどんな医師がベストだと思うのかを彼女に聞いてみた。答えるまでにしばらく時間がかかった。ようやく口を開き、「よい医師とは、一つ大事なことを理解している人で、それは治療は医師のためではなく、患者のためだということ」と述べた。よい医師というのはいつも正しい答えを持っているわけではない。時には長く押し過ぎるときもあれば、早く引きすぎるときもある。しかし、とにかく一度立ち止まり、今やっていることを振り返り、見なおす。よい医師は自分の自尊心は横に置いておき、他人に別の見方を求めるものである。

この洞察は簡単に見えるがそこに到達するためには賢明さと努力が必要である。だれかが、あなたの専門的技量を求めて受診にきたが、あなたが失敗した場合、あとに何が残るだろうか。そこで頼りになるものは、あなたの人となりだけである。時には残るものは、あなたの自尊心だけというときがある。自分の立てた治療計画が失敗したことを否定するかもしれない。もっとうまくやれた可能性を否定するかもしれない。怒るかもしれない。患者のせいにするかもしれない――「患者が私の言う通りにしなかったからだ」。その患者を二度と見たくないと感じるかもしれない。私もそのすべてを経験してきた。しかしどれも何の役にも立たなかった。

つまるところ、医師に何ができて何ができないかを教えてくれるようなガイドラインというものはない。不確実さの前では、強気で押す側に間違える方が締めが早すぎるよりマシとは言えるだろう。しかし、強気で押すことが単にエゴや弱さの表れだと認めなければならないときも来る。強気で押すことが患者を傷つけるだけになっていることを認める心の準備が必要なのである。

言い方を変えれば、医師の義務は「常に戦え」である。しかし、この戦いは必ずしももっとやるということではない。何が正しいことなのか、はっきりしないときでも、患者にとって正しいことをすることなのだ。

化学療法が失敗に終わったあと、カリーの予後がどうなのかは、主治医らは何も言ってくれなかった。実験的な薬や別の化学療法は、どう役に立つか知っている人はいるのだろうか。主治医らはカリーと両親に、成功する可能性はまだあるが、治療をやめると決めても、それはそれでよいと伝えた。

父親のロビンと話したとき、彼は何をすべきか考え悩んでいた。私は主治医らが伝えたことを認める以上のことは何もできなかった。ロビンは娘が生き伸びるかもしれないという希望が欲しかった。一方、娘を無用な苦しみにさらすことも望んではいなかった。もし、これ以上治療することによって、百人に二人の子どもが救われ、九八人は苦しんだまま死ぬとすれば、カリーにとってその治療は試す価値があるのだろうか。私は答えられなかった。カリーと両親は自分たちで答えを出さなければならなかったのである。

この話をして間もなく、カリーの母親であるシェリーが親戚と友達にメールを送った。「私たちは未来からくる恐れと不安が魂に侵入するのを拒絶しなければならない」というルドルフ・シュタイナーの有名なことばを冒頭に引用して送った。二日後の二〇〇六年四月七日、両親はカリーを自宅に引き取った。四月一七日、シェリーは再び、メールを書いた。「カリーは復活祭の翌日の午前一時過ぎに自宅で安らかに亡くなりました。家族はみんな元気です。家のなかは信じられないほどの平安に包まれています」

第3部

工　夫

スコア

午前五時、ひんやりとしたボストンの夜明け前、豊かなこげ茶色の髪とアイルランド人らしい青白いほどの肌を持つ、妊娠四一週に入ったエリザベス・ロークは、夫のクリスを起こそうと手を差しのべた。

「陣痛が来てるの」とエリザベスが言った。

「本当?」クリスは尋ねた。

「ええ」

予定日を一週間過ぎていた。痛みはお腹の深いところを万力で締めるような感じで、それまでの張る痛みとは違っていた。腰の後側から始まり、お腹全体を締めつけるような痛みだった。最初の陣痛で目が覚めた。二度目が来た。そして、三度目が。

彼女にとって初めてのお産である。今までのところ、妊娠初期の三カ月間の倦怠感やつわり以外は妊娠は順調だった。そのころ、彼女にできることは、「ロー&オーダー」という刑事ものののテレビドラマの再放送を見ながらソファでごろごろすることだけだった。(「主人公のサム・ウォーターストンの顔を見ると、どうしても気分が悪くなるのよね」と彼女は言う。) 卒後研修を終えたばかりの内科医であり、数カ月前にマサチューセッツ州立総合病院に採用され、臨月までなんとか働いた。彼女と夫はベッドの上で起きたまま座って、サイドテーブルの上に置いた時計を見ながら陣痛の間隔を測っていた。七分間隔であった。しばらく、その状態が続いた。

午前八時半、産科病院の受付が開く時間に、ロークは医院に電話した。電話はしたものの、彼女は受付の看護師がなんと言うかを知っていた。一分以上続くような陣痛が五分間隔で起こるようになるまでは、病院に来なくていい、である。「母親学級を受けて、何度もたたきこまれたの」と、ロークは言う。「母親学級で教えられたことは、私から言わせてもらえば、要するに我慢の限界に達するまで病院に来るなということなのよね」と。

看護師は、一分以上続くような陣痛が五分間隔であるかどうかと聞いた。答えはノーだ。破水したか? それもノーである。順調な滑り出しだったが、まだ病院に行くには早かった。

臨床実習の間、ロークは五〇人の出産を見学し、自分自身でも四人のベビーを取り上げた。最後の出産介助は、病院の駐車場だった。

「ほとんどの人が電話をかけてきて、こう言うの。「生まれそうなんで、もう病院に向かっています。妻が出産なんです」」とロークは言う。「私たちは救急救命室から、走っていったものよ。凍えそうな寒い日に。すると、車がキーっと音をたててやってきて、ドアが急に開いたの。すると、案の定、そこではもう出産が始まっていて、赤ちゃんの頭が見えてたってことね。私より一瞬前に、そばにかけよったレジデントが差し出した腕のなかに赤ん坊がポンと産み落とされたわ。それが駐車場でのことだったの。凍てつくような寒い戸外で、赤ん坊から湯気が立ち上っていたのを忘れないわ。青白い赤ちゃんは産声をあげ、湯気があがってた。そして、私たちは、その小さなベビーには大きすぎるストレッチャーに乗せ、全速力で病院のなかへと急いだわ」。

ロークは駐車場で産むのは嫌だった。ごく普通の経腟分娩が彼女の望みだった。無痛分娩も望まなかった。「ベッドにただ寝かせられたままではいたくなかったし、下半身の感覚を失って、導尿までされて……そんな無痛分娩のすべてが、魅力的に思えなかったの」と痛みを恐れてはいないと話した。多くの出産シーンを見たことで、彼女にとってはコントロール能力を失った状態で何かをするのが恐怖だった。

ロークは出産に立ち会い、出産までをサポートしてくれるドーゥラと呼ばれる介添人を雇おうかと考えていた。研究報告によると、このドーゥラを雇うことで、母親が無痛分娩や帝王切開を受けることが減ることが知られている。しかし、調べれば調べるほど、だれかと組んでやることは煩わしく、余計に心配になった。助産師を頼むことも考えた。しかし、医師であるロークにとっては、医師に頼む方が自分で自分をコントロールできるような気がした。

現時点ではコントロールがいいとは彼女には感じられなかった。お昼ごろ、陣痛が七分間隔よりも早くなってきた。多分、六分とかそれくらいだった。これ以上になれば、落ち着いていられないと思った。「おかしなことかもしれないけど、四つん這いになることがベストだと感じたの」と回想した。陣痛の間、四つん這いになって家のなかをうろうろした。夫はそばにいて、ベビーがいつ出てくるのか、二人でソワソワ、オロオロしていた。

ついに、午後四時半、陣痛も五分間隔になった。シートにチャイルドシートを装着したフォルクスワーゲン・ジェッタに乗り込んだ。「女性のための妊娠ガイドブック」に書いてある品物をバッグに全部詰め込んだ。ロークが普段、使わない口紅まで入れた。本にそう書かれていたからである。病院の受付に到着したとき、ロークは準備万端だった。ベビーをできるだけ自然なままに外の世界に出してやりたいと彼女は思っていた。

「私には、医者もいらないし、薬もいらないし、手術もいりません。何も必要ありません」「理想的には、森のなかの小さな小屋で、妖精のような小人と一緒に出産を迎えたい感じだわ」と彼女は続けた。

出産はそれ自体が驚くべき自然現象である。キャロル・バーネットは、ビル・コスビーに出産がどんなことか彼にもわかるようにするためにこんな話をした。「できるかぎり顔から遠くへ、あなたの下唇を前にひっぱってみて。そして、次に、その延ばした下唇が頭に覆いかぶさるようにひっぱって」と。出産の過程は進化のために生じた問題の解決手段である。どうすれば哺乳類が直立歩行できるだろうか。そのためには、小さく固定された骨盤が必要になった。この哺乳類は大きな脳も持っている。その結果、ベビーの頭は大きすぎて、小さくなった骨盤を通れなくなった。これを解決する方法の一つとして、ヒトは未熟児を生むようになった。他の哺乳類のベビーは十分に成熟してから生まれ、生後一時間以内に立ちあがって餌を探すことができる。ヒトの新生児は小さく、数カ月は自力では生きられない。それでもなお、ヒトの出産は複雑な段階が組み合わされた離れ業なのである。

まず最初に、母親の骨盤が開く[1]。妊娠初期の三カ月の間に、妊娠ホルモンが骨盤をつないでいる四つの骨の結合を引き延ばし、緩ませる。およそ三センチの間隔に広がる。妊婦は歩くときに骨盤の骨が動くのを感じることがある。

分娩時には、子宮は変化する。妊娠期間中の子宮は、丸くていかにも快適そうに密閉された袋といった様相である。それが分娩時は、じょうごのような形になる。陣痛のたびに胎児の頭はじょうごの出口へと押し出される。この反応は、下半身を意識的には動かせない半身不随の女性でも生じる。

その間に、妊娠するまで固くて、結構分厚く筋肉の筒のようであり、子宮の出口を蓋をするようだった子宮頸部の組織が柔らかくなり緩んでいく。胎児の頭からの圧力で、その組織はまるで紙の薄さまで徐々に引き伸ばされていく。この過程は「子宮膣部展退」として知られた現象である。小さな円形の開口部が現われ、陣痛のたびに、胎児の頭頂部によってひっぱられたタイトなシャツのように広げていく。胎児のこめかみからこめかみまでの直径の長さが約一〇センチであるが、それと同じ大きさまで子宮頸部が陣痛によってひっぱられ、広がらないと出産ができない。このように、出産の時期は子宮頸部の状態に依存する。開大が二、三センチでは、まだまだ初期の段階である。誕生までは遠い。四―七センチになると、収縮が強くなる。いよいよ出産が始まった。このころに、胎児を取り巻く羊膜嚢が圧迫され破れ、透明な液体が噴出する。収縮は徐々に増強する。

分娩第二期、すなわち子宮頸部の開大が七―一〇センチになると、陣痛は最大の強さに到達する。陣痛による圧迫で胎児の頭部が膣と最狭部の骨盤環の方へ押される。骨盤は通常、前後径より左右径が広い。そして、母親の骨盤の横幅に合わせるように胎児の最大径であるこめかみの部位から出産する。頭頂部が最初にお目見えする。母体は押し出そうとする衝動が高まっていく。頭部と肩が出てきて、すぐに息をして産声をあげる。臍帯が切られる。臍帯をちょっとひっぱり、母体を押すと、子宮内壁から胎盤がはがれる。いわゆる後産である。子宮は自然と筋肉の固いボールのようになり、子宮壁のなかで拡張した血管からの出血を止めるように収縮する。通常は、初乳とよばれる母乳はすぐには出ず、新生児は乳首にしがみつくことになる。

これは何もかもうまくいった場合である。どの段階でも、うまくいかないことが起こりうる。何千年もの間、若い女性と新生児にとって出産は、最大の死因であった。出血のリスクがある。胎盤が剝がれたり分離したり、その一部が出産後に子宮に残ったりなどして、大量出血を起こす。あるいは出産後に子宮収縮が起こらず、そのため子宮の表面と辺縁静脈洞から出血しつづけ、母体が失血死するまで止まらないこともある。分娩中の子宮破裂もありえる。

感染が起こることもある。いったん破水すると、時間の経過とともに子宮内にバクテリアが侵入するチャンスが増える。一九世紀の間は、医師が感染症をしばしば伝播させていた。医師は助産師よりも内診することが多かった。また、当然だが、感染を起こした患者を内診することも助産師より多かった。そして、汚染した手を洗っていなかった。細菌が子宮に侵入し、胎児を死なせることがあたりまえのように起こった。しばしば母体も死に至らしめた。抗生物質が登場する以前には産褥熱が妊産婦死亡の主要因であった。今日でも、破水してから二四時間以内に分娩しないと、四〇パーセントの確率で母体に感染が起こる。

もっとも基本的なものには、閉塞性分娩、すなわち胎児が出て来ないという問題がある。とくに妊娠四〇週を越えると、胎児が大きくなりすぎることがある。ビタミンDやカルシウムの摂取不足でよく起こるくる病〔乳幼児におこる骨格異常〕では、母体の骨盤がしばしば小さすぎる。胎児が横向きになって産道に達することもある。その場合、腕だけが産道から突き出てくる。骨盤位〔逆子〕のこともある。臀部が最初に出てくると、胸のところに下肢が重なりひっかかってしまう。足が先に出てくると〔足位〕、腕を頭の横でバンザイした姿勢になりひっかかってしまう。頭から先に出てきても頭が回る方向が悪いとひっかかることがある。時には頭部が出ても、肩が母体の骨盤の恥骨にひっかかることがある。

いずれも危険な状況である。難産になると、胎児への唯一の酸素と血液の供給源である臍帯がいずれは巻きついたり圧迫されたりして、胎児は窒息する。驚くほど長い間の難産の結果、妊婦がお腹に子どもを残したまま、息絶えることもある。一八一七年、イギリス国王ジョージ四世の娘であるシャルロット王女が二一歳に経験した出産は四日間にも及んだ。胎児は横向きになっており、頭部はシャルロットの骨盤にとっては大きすぎた。五〇時間もかかった難産のあとに、ようやく出てきた四キログラムの男児は死産であった。六時間後、シャルロットも出血性ショックで亡くなった。王女はジョージ四世の一人っ子であった。このため、王位はジョージ四世の兄弟に、そして姪に継承された。その姪がビクトリア女王である。

このような災難から抜け出す術を助産師や医師は長年の間、探し求めてきた。産科領域における創意工夫の歴史は、この探究の歴史である。(2) 母体の救命に役立つもっとも最初の発明は、クローシェや砕頭器と呼ばれる、長く、先のとがった、かぎづめのような形をしている器具である。出産が絶望的になったときに、出産介助者が、胎児の頭蓋骨に穴を開けて、粉砕し、体を引き出し、母体の命だけでも救おうというものである。

難産を乗り越えて母子の双方を救う方法を発案した大勢の産科医や助産師が、その名を後世に残している。たとえば、ラブセット法は腕を頭の上に伸ばした状態でひっかかった逆子のための方法である。胎児の臀部をつかんで横向きに回転させ、さらに産道に手を入れて胎児の上肢をつかんで胸の前にひっぱり出し、胎児を出す。もし、腕は出ても、頭が出てこないならば、メリソー・スメリー・ヴェイト法がある。胎児の口に指を入れる。これによって頭の位置をコントロールしながら力ずくでひっぱり出すことができる。

子どもの頭が出ても肩がひっかかった場合を肩甲難産と呼ぶ。五―七分で分娩が終わらないと窒息することがある。母体の恥骨のすぐ上あたりを拳で鋭く圧迫すれば、ひっかかった肩が外れることがある。もし、だめなら、ウッズ・コークスクリュー法がある。うしろにある肩甲に手を入れ、後方へ押して、ひっかかった前の肩が出られるようにする。ルビン法（ひっかかった前の肩甲をつかみ、胎児の胸部の方向に押し出して、緩める）もあれば、マックロバーツ体位（妊婦の両足を曲げて大腿を腹部に強く押しつけ、同時に恥骨上部を押して、恥骨を胎児の肩から外す）もある。最終的には、だれも名前を付けたがらないけれど、長年の間、多くの子どもの命を救ってきた方法がある――肩と胸を繋ぐ首元の骨、鎖骨を折って、胎児をひっぱり出す。

このような多くの娩出手技は、数えきれないほどの赤ん坊の命を救ってきたが、失敗することも多かった。古代から、閉塞性分娩の胎児を出すための手術の存在が知られている。紀元前七世紀のローマの法律は、妊婦が亡くなったとき、腹を切って胎児を出すまでは埋葬することを禁じていた。胎児が生きているかもしれないと考えたからである。一六一四年、ローマ法王ポール五世も似たような命令を出した。胎児を生きている者として洗礼を受けさせるようにしたのである。しかし、生きている妊婦に対して帝王切開をすることは、歴史上、ほとんどの場合、犯罪行為だとされた。なぜなら、大量出血や感染のために、ほとんど必ず妊婦は亡くなり、母体の命が子どもの命の前提条件だからである。（この帝王切開の「帝王」は、シーザーが母親のアウレリアの腹を切って生まれたという物語に基づくらしい。しかし、歴史学者はこの話を神話だとしている。シーザーの誕生後も母親は生き長らえたからである。）一九世紀後半に、麻酔や消毒法が開発され、さらに二〇世紀初頭に二層縫合技術が開発されて子宮の開放創からの出血を止めることができるようになってはじめて、帝王切開が現実的な選択肢に加わった。そのときでも、まだ評判はよくなかった。それは、産科用鉗子というよりよい選択肢があったからでもある。

鉗子の物語は素晴らしくもあり、不愉快でもある。それは命を救う物語でもある一方で、一世紀以上の間、秘技として隠されてきた歴史があるからである。器具を開発したのはピーター・チェンバレン（一五七五—一六二八）である。ロンドンで子どもを取り上げることを家業とするフランスからきたユグノーの一族の始祖である。鉗子は金属製のサラダ用トングのように見える。赤ん坊の頭を両側からぴったり挟み込めるような形をした二枚の羽根と握り手の中央を一つのねじで固定したものである。これを使って産道で詰まってしまったベビーをぐいとひっぱり出すことができる。上手に使えば、母子双方を救うことができる最初の方法であった。チェンバレンはこの方法で一族が繁栄できると知っていたので、一族だけの秘密とした。閉塞性分娩に陥った妊婦を助けるために呼ばれたときは、必ず、部屋から他の人をすべて追い出し、シートや毛布で母親の下半身を覆い、何を使っているかを妊婦にもわからないようにした。三世代もの間、鉗子の秘密を守ってきたのである。一六七〇年、三代目のヒュー・チェンバレンが、フランス政府に鉗子の設計図を売ろうとしたが失敗した。晩年、彼は、アムステルダムの産科医、ロジェ・ローンホイゼンに秘密を打ち明けた。ローンホイゼンもまた、これを六〇年間、身内だけの秘技にした。秘密は一八世紀半ばまで公になることはなかった。しかし、一度、公になると幅広く受け入れられた。一八一七年、シャルロット王女の産科医だったリチャード・クロフト卿は、王女に鉗子を使用せずに死なせたことをひどく非難された。ほどなく、彼は銃で自殺した。

二〇世紀前半、ヒトの出生における問題の大部分は解決されたように思えた。安産を保証するさまざまな方法を医師は手にした。消毒法や鉗子、輸血、陣痛促進剤や子宮を収縮させ出血を止める止血剤、そして最悪の事態になったときに使える帝王切開である。一九三〇年代までに、ほとんどの都市部の出産は、自宅での助産師による分娩から病院内での医師による分娩に変わった。

しかし、一九三三年、ニューヨーク市での出産時の妊婦死亡数が二〇四一人というショッキングな報告をニューヨーク医学会が発表した。少なくともそのうちの三分の二は避けられる可能性があったことも報告した。過去二〇年間、妊婦死亡率は改善していなかった。実は、新生児死亡率はかえって増えていた。病院での出産は、妊婦には何のメリットもなく、自宅で出産するほうがましだった。自分たちが何をやっているのかについて医師が無知であることに報告者は愕然とした。たとえば、出血性ショックの明らかなサインなどその他治療可能な状態を見逃したり、基本的な消毒の手順を守らなかったり、鉗子を間違って使い、妊婦を傷つけ、感染させたりしていた。ホワイトハウスも続いて、全米を対象にした同様な調査を行った。その調査結果によると、医師は正しい道具を持っているのかもしれないが、助産師はそんな道具なしで、医師よりうまく出産させていたのである。

この二つの報告によって現代産科学は決定的な転換点を迎えた。この領域の専門家はそれまでにも驚くべき発明・工夫をしていた。分娩にまつわる数多くの問題に対して、知識と技術を専門家は向上させてきた。しかし、それでも、知識や技術はいまだに十分ではないことをこの報告が証明したのである。中世の骨相学や古代の頭蓋骨穿孔手術のような方向へ産科学が行くのでないならば、今までとは違った発明・工夫をしなければならない。産科学は分娩医療の標準化を計らなければならない。そして、それが実際に起こった。

その後、七五年が経ち、医学による出産の変化は凄まじい。憂うべき変化と言う人もいる。今日、胎児用の心電図モニターが、出産の九〇パーセント以上で用いられ、静脈への点滴は八〇パーセント以上、硬膜外麻酔は四分の三、陣痛促進剤（今はエルゴットではなく、ピトシンと呼ばれる子宮収縮を起こす合成ホルモンが好まれる）は二分の一以上に用いられている。[3] 現在、アメリカにおける出産の三割は帝王切開であり、割合は年々上昇している。産科領域は変わった。一度出てしまった赤ん坊を子宮に戻せないのと同じく、あと戻りはおそらくできない。

受付はエリザベス・ロークと夫を小さな救急待合室に通した。助産師が陣痛の間隔を測った。ちょうど五分間隔だった。次に、内診でロークの子宮口がどれくらい広がっているか調べた。痛みを伴う定期的な陣痛が一二時間続いたあとなので、ロークは七、八センチは開いているだろうと想像していた。ところが、たった二センチだった。

がっかりである。陣痛はまだ始まったばかりだったのである。ナース・プラクティショナー〔特定看護師〕は、自宅に帰ることも考えたが、結局、分娩室のあるフロアで待たせることにした。ナース・ステーションを取り囲んで馬蹄形にずらっと一二部屋が並んでいた。病院にとって出産はよいビジネスである。嬉しい体験をした妊婦は、その後何年も病院のいい「客」になってくれる。だから、本来は処置室である部屋は、暖かく歓迎するかのように作られている。部屋には壁に埋め込まれた照明や飾りのついた窓のカーテンや、見舞客のための座り心地のよい椅子や個室ごとのエアコンなどがある。ロークの部屋にはジャグジーまであった。バスタブのなかや出産用バランス・ボールの上に乗ったり、ホールを歩いたりして、陣痛のたびに身構えないようにしながら数時間を過ごした。

午後一〇時半までに、陣痛は早まり二分間隔になっていった。産科の当直の医師が内診をした。ロークの子宮口はたった二センチしか開いていなかった。本当に分娩が始まっていたとしたら、まったく進んでいないということである。

医師は二つの選択肢を出した。ピトシンで陣痛を促進させるか、自宅に一旦帰って休み、本当の陣痛が来るのを待つかのどちらかである。ロークは薬を使うのは嫌だったので、夫とともに深夜自宅へ戻った。

家に帰るなり、判断を間違えたと彼女は後悔した。痛みが強すぎた。夫のクリスはすでにベッドのなかで眠りこけていて、痛みを一人で耐え抜けそうになかった。周りに呆れられるのも嫌で、さらに二時間半を一人で我慢してから、クリスを起こし、車を出してもらった。午前二時四三分、看護師がロークを受付した。先ほど取りつけたバーコード付きのブレスレットを手首に巻いたままだった。産科医が彼女を再度、内診した。子宮口はおよそ四センチ開いていた。陣痛は活動期に進んでいた。

しかし、ロークの意識はぼんやりしはじめていた。定期的な陣痛が二二時間も続いていて、その間の痛みと不眠で憔悴していた。ヌーバインと呼ばれる麻薬系鎮痛薬を試したが、効かず、彼女は耐えきれず硬膜外麻酔を頼んだ。麻酔科医がやってきて、背中を向けるようにして彼女をベッドの縁に座らせた。ロークは背骨に沿って冷たいものを感じた。消毒薬が塗られたのだ。針先が押し当てられるのを感じ、痺れが腰から足先に走った。硬膜外カテーテルが挿入されたのだ。麻酔科医はカテーテルに局部麻酔薬を注入した。陣痛は薄らぎ、何も感じなくなっていった。そのとき、彼女の血圧が下がった。硬膜外注射がよく起こす副作用である。母体と胎児の血圧を上昇させるために医師はエフェドリンを静脈から注射した。血圧が落ち着くまで一五分かかった。胎児の心拍数は一分間に約一五〇、この間ずっと正常を保っていた。医師らは午前四時ごろその場を離れ、ロークは眠りにおちた。

午前六時、産科医が戻ってきた。ロークの子宮口はまだ四センチだった。ロークはがっかりした。医学的介入を避けたいという彼女の希望はさらに萎んでいった。ピトシンの点滴が始まった。陣痛が急に打ち寄せてきた。午前七時半、子宮口は六センチになった。ロークは喜んだ。やっと少し休めた。強さが自分に戻ってきたのを感じた。さあ、生み出すぞと彼女は自分の気持ちを引き締めた。

アレサンドラ・ペッシェー医師は、朝から引き継ぎを受け、ナースステーションのうしろにあるホワイトボードに書かれた一時間ごとの各部屋の進捗状況の記録を眺めてた。いつもの朝の光景である。妊婦の一人がいきんでいるところである。別の妊婦は促進剤を使って陣痛を起こしている。また他の妊婦はまだ待機しているところである。子宮口はまだ部分的にしか開いておらず、胎児がまだ下りてきていない。ロークについては「$G_2P_0$41・2週　ピトシン＋　6／100／マイナス2」とホワイトボードに書かれていた。妊娠二回目、初産（ロークは前回流産していた）、四一週二日の妊婦で、ピトシン使用、子宮口は六センチ開大、子宮頸管が一〇〇パーセント展退〔子宮頸管が短くなり、子宮口がやわらかくなること〕、胎児はStation分類でマイナス2〔児頭固定の状態〕で子宮口から胎児の頭部が見えるまであと約七センチあることを意味している。

ペッシェー医師はロークの部屋に行き、担当医として自己紹介した。彼女は四二歳、二千人以上の新生児を取り上げた経験があり、能力と親近感を兼ね備えている印象だった。彼女自身も助産師の手を借りて出産した経験がある。お互いに理解しあえるとロークは感じた。

ペッシェー医師は陣痛の進み具合を三時間待った。午前一〇時半に、再び内診し、渋い顔をした。子宮口は六センチのまま、変化がなかった。胎児はまったく降りてきていなかった。ペッシェーは手を入れて、胎児の頭頂部から後の柔らかい部分を探した。顔がどこを向いているかを調べるためである。横向きになっていることがわかった。胎児は動けない。

時々、陣痛の強さが増してくると、胎児の頭部が正しい方向に回転し、押し出されてくる。そこで、手袋をはめた指で、ペッシェー医師はロークの羊膜嚢の薄く膨らんだ膜を破った。破水した。陣痛は急激に強さと速さを増した。しかし、胎児は身動きしなかった。まずいことに、胎児心拍モニターの表示は、一二〇、一〇〇、八〇と陣痛のたびに低下していた。徐脈になってから正常に戻るのに一分かかっていた。胎児心拍数の低下の意味は常に明確というわけではない。しかし、医療過誤専門の弁護士は、心拍数の低下は胎児の「救いを求める叫び」だという。そうだと言える場合もある。心拍の異常変動は酸素か血液の供給が不十分であることを示す。臍帯が首に巻きついていたり、締めつけられていたりしているかもしれない。しかし、通常は、胎児の心拍が長い間、低下したときでも、陣痛が止まれば、胎児は持ちこたえて無事である。心拍数の低下は、胎児の頭が強く締めつけられたときに起こる一時的な現象に過ぎない。

どんな状態なのかわからないので、ペッシェー医師はピトシンの点滴を中止し、陣痛を弱めた。ロークを通じて胎児に酸素を与えるために、ロークの鼻にカニューレをつけ、酸素を流した。刺激を与えるために胎児の頭部をひっかくと、胎児の心拍数が上昇した。陣痛の間は心拍数が落ちたが、必ずもとの心拍に回復していた。二五分後、心拍の低下がなくなった。胎児の心拍数が正常に戻り、安定した。

さて、これからどうしたものか？　五時間以上たってもロークの子宮口はこれ以上、開かなかった。胎児の頭が横向きにひっかかっていた。この時点でロークは三〇時間の陣痛を過ごしていた。そして彼女の胎児はこのままどうにもならないようだった。

世界で毎年、一億三千万人が生まれる。そのうちの四〇〇万人以上がアメリカで生まれる。何をやっても、何パーセントかは不幸な結末を迎える。同時に、一歩踏み込めば、ゼロは無理としても死亡率は減らせるという医師の信念は揺るがない。一九三〇年の政府の報告書は、産科医学は命を救うことができず、無能さがその大きな理由であることを証明した。このときから、医学界は個別の臨床に関して厳しい規則を設ける方向に転換した。分娩を扱う医師に必要なトレーニングの条件が定められた。個々の病院でも、だれが分娩を扱うか、どのような手順に従って分娩を進めるか、どのような場合に鉗子などのリスクを伴う方法を使うことが許されるかについて、厳しい規則を定めることになった。病院と州政府の査察官が基準からの逸脱をチェックするために、妊婦の死亡率を調べることになった。

このような基準設定が妊婦の死亡を大きく減らした。一九三〇年代半ば、女性の一生を通じて出産がもっともハイリスクだった。妊婦一五〇人のうち一人が死亡した。一九五〇年代には、厳格な基準とペニシリンなどの抗生物質の発見のおかげで、妊婦死亡率は二千人に一人と、なんと九〇パーセント以上減少した。(4)

しかし、新生児にとっては、あまりありがたい状況ではなかった。過去百年の間、出生三〇人につき一人が死産するという割合はほとんど変わらず、どうすればよくできるかもわからなかった。当時、ニューヨークで働いていたバージニア・アプガー医師(5)には一つのアイデアがあった。それは、ばかばかしいほどに単純なアイデアである。しかし、それが出産と新生児の医療を変えた。アプガーは周産期医療の革命家には似つかわしくない。そもそも、彼女には母親としても医者としても出産の経験が一度もなかった。

一九三三年、アプガーは、コロンビア大学医学部付属病院の外科系レジデントに女性第一号として採用された。彼女の父はニュージャージー州ウエストフィールドにある保険会社の重役である。上背があり、べっ甲縁のメガネをかけ、ヘアピンで髪をまとめた、人目を引く存在だった。彼女には怖いもの知らずのところと温かさ、生まれ持った仕事熱心さが同居しており、それが人を惹きつけた。だれかれなしに悩みを抱えている人を見つけると、そばに座り「何でもママに話してごらんなさい」と声をかけていた。同時に、彼女は自分がやることをすべて徹底して行った。彼女は優れたバイオリニストであったが、それだけではない。自分で自分の楽器を作ってしまう。五九歳のときには、ライセンスをとりシングルエンジン飛行機のパイロットになった。レジデントだったころ、彼女の手術後に患者が亡くなった。「バージニアは、小さいけれど大事な動脈を術中にクランプしてしまったのではないかと悩みに悩んでいた」と、同僚だったスタンレー・ジェームスが当時を思い出して話してくれた。「病理解剖の許可を遺族から得られなかったので、彼女はこっそり遺体安置室に行って、手術の切り口を開けて、原因を探ったんだ。問題の小動脈はクランプされていた。すぐに彼女は上司の外科医に報告した。彼女は決してミスを隠さない。どんな犠牲を払ってでも真実を知ろうとするんだ」

外科系レジデントの期間が終わるころ、教授が彼女に、どれだけ優秀であっても、女性の外科医に来る患者はいないだろうと忠告した。代わりに、コロンビア大学医学部の麻酔科にスタッフとして入るよう勧めた。当時は外科よりもはるかにステータスの低いポジションだった。彼女はその職に打ち込み、米国麻酔科学会認定専門医の資格をもつ二番目の女性となった。コロンビア大学医学部付属病院の麻酔部門の地位を高め、独立した診療科にして、外科と対等に渡り合えるようにした。彼女は生涯のキャリアを通じて二万人以上の患者に麻酔をかけた。通りすがりの人が緊急に気道確保を必要とした場合に備えて、ハンドバッグにメスとチューブ類を入れて持ち歩いた。そして実際に十数回以上、実際に使って命を救った。「正しいことを行え、しかも、今すぐ」彼女がよく言った言葉である。

彼女がキャリアを通じてもっとも愛した仕事は出産時の麻酔であった。子どもがこの世に誕生し、新しい人生が始まるその瞬間が大好きだった。しかし、彼女は新生児が当時受けていた扱いにはゾッとした。奇形があったり小さすぎたり、青ざめて呼吸状態の悪い子どもは、死産として記録され、見えないところに隠され、そのまま死ぬまで放置された。そのような子どもは生き延びられないと信じられていたのである。アプガーはそんなはずはないと考えたが、この慣習に逆らえるほどの権威は彼女にはなかった。彼女は産科医でもなければ、男社会のなかの数少ない女性であった。そこで、あまり直接的ではないが、最終的により有効なアプローチをとったのである。彼女はスコアを発明した。

後にアプガースコアと呼ばれ、広く世の中に知られることとなるのだが、それは看護師が生まれたときの赤ん坊の状態を〇から一〇までの点数で評価するものである。新生児の全身がピンク色であれば二点、泣いていれば二点、元気よくいい呼吸をしていれば二点、すべての四肢が動いていれば二点、そして脈拍が一〇〇を超えていれば二点というものだった。一〇点は完璧な状態で生まれた新生児を意味し、四点以下は仮死状態を意味する。

一九五三年に発表されたこのスコアには革命的な効果があった。それまで捉えがたい、単なる印象でしかなかった臨床上の概念である新生児の状態を集積し、比較が可能な数字に変えたのである。スコアを用いることによって、すべての新生児について、より注意深く観察し、状態像を正確に文書化することが必須となった。さらに、これは医師同士に競争心があるからかもしれないが、スコアがあることによって、医師は新生児にとってもっとよい結果を出そうと努力するようになった。

世界中で、病院で生まれる事実上すべての新生児について、出生一分後と五分後にアプガースコアをとるようになった。そうするようになってすぐ明らかになったのは、出生一分後のアプガースコアが悪い新生児でも、酸素吸入したり、暖めたりするなどの蘇生処置をすれば出生五分後のスコアは素晴らしいものになることである。新生児集中治療ユニットがにわかに出現した。スコアによって周産期医療全体が変わりはじめたのだ。脊髄麻酔や硬膜外麻酔で出産するほうが、全身麻酔の場合よりもスコアがよいことがわかった。出生前の超音波診断が出産前に問題を見つけることに使われはじめた。胎児心拍数モニターは標準となった。年月が経過し、産科医療に関して百を超える発明工夫が見い出され、今日では、「産科パッケージ」とでも呼ぶべきものができあがった。そしてそのパッケージがもたらした変化はドラマチックである。今日の米国では、満期産で生まれた新生児は五百人に一人の割合で亡くなる。妊婦死亡は一万人に一人以下である。もし一九三〇年の統計が今まで続いていたのなら、去年一年で二万七〇〇〇人の妊婦が亡くなっていただろう（五百人以下ではなく）。そして、一六万人の新生児が亡くなる（その八分の一ではなく）。

ここにパラドックスがある。医学研究に携わる医師に、現代医学の進歩はどうやって実現したのかを尋ねて欲しい。たいていは、エビデンスに基づく医療（ＥＢＭ）のモデルについて語るだろう。これは、臨床試験によって正しくテストされ、効果があると証明されていない医療技術は、どんなものであっても実際の臨床では用いてはいけない、という主張である。臨床試験は、できれば二重盲検化された、ランダム化比較試験であれば理想的である。しかし、一九七八年に、ランダム化比較試験による確かなエビデンスを用いているかどうかについて各医療分野をランクづけしたところ、産科学は最下位になった。(6)産科医はランダム化比較試験をほとんど行わない。もし行っても、その結果を大方、無視する。胎児心拍数モニターを例に挙げよう。ていねいに行われた比較試験の結果では、通常の分娩に関して胎児心拍数モニターと看護師による一時間ごとの胎児心拍聴診を比べたところ、前者によるメリットはなかった。むしろ、モニターを用いることで、不必要な帝王切開を増やす結果に至っていた。モニターの波形にちょっとした異常が見つかると、みんなが神経質になり、経腟分娩するまで待てなくなるのである。それにもかかわらず、病院での出産のほとんどすべてでモニターは使われている。あるいは、分娩室で鉗子が事実上消滅してしまったことを取り上げてみよう。帝王切開と鉗子分娩を比較した臨床研究によれば、帝王切開にはメリットはなかった。（いくつかの臨床研究の結果は、むしろ鉗子分娩の方がメリットがあると報告している。鉗子分娩のほうが妊婦の予後がよい。）

産科以外の医師は、産科医を見下しがちである。他の科の医師からみると、産科医は賢そうに見えない。トップレベルの医学部学生は産科の道には進みたがらない。産科医のやっていることには先端科学や洗練というものがあまり見当たらない。しかし、医学全体を見たとき、産科学ほど救命に成功した領域は他には見当たらない。たしかに、病気の治療や生活向上について医療ができることには目を見張るような変化があった。今日では、脳卒中の進行を止めたり、がんを治したりする薬がある。冠状動脈ステントや人工関節、人工呼吸器がある。しかし、産科以外の医師が、こうした薬や機器を産科医がするように安全かつ確実に使っているだろうか？　他科の医師は、とても産科医の足下に及ばない。

通常の肺炎を例に挙げよう。先進国でも死因の第四位にあり、この四半世紀間、死亡率は悪化している。理由の一部は、肺炎自体が重症化したからであるが、医師がちゃんとやっていないことも理由になっている。エレガントにデザインされた臨床研究によれば、どの抗生物質がベストかがわかっている。また、入院が必要な肺炎の場合、患者が病院に到着してから四時間以内に抗生物質を開始すれば、まず死ぬことはない。しかし、われわれ医師は実際の場面で何が起こっているかにはあまり注意を払っていない。最近の研究によれば、肺炎患者の四〇パーセントは四時間以内に抗生物質が与えられていない。

もし、与えられた場合でも、患者の二〇パーセントは間違った種類のものを与えられている。

一方、産科では、新しい方法について試す価値がありそうに見えたとき、産科医が臨床試験での結果が出るのを待つことはなかった。先に進んで実際に試してみて、結果がどうなるのか経過を見るようにしていた。産科学の改善の道は、トヨタ方式やGE方式と同じ方法であった。迅速に、しかし、常に結果に注意を払い、改善を目指すということである。そして、その取り組みは奏功した。分娩にかかわるユニットにある調節や改良がすべて必要で効果的なものであるかどうかは不透明さが残った。たとえば、ありふれた胎児の心音モニターは議論の分かれるところである。しかし、全体としてその分娩ユニットは、より安全な出産ができることは明白だった。そして、高齢出産や肥満体やその他の健康上の問題を抱えた妊婦にとっても、より安全になった。

アプガースコアがすべてを変えた。アプガーは実際的で計算も簡単、だから、治療効果のフィードバックをベッドサイドで即座に得られる。産科以外でも、患者の状態を評価するための尺度や検査がたくさん使われている。たとえば、血球の数や電解質検査、脈拍、ウイルス力価などである。しかし、患者の全体の状態を把握するのに役立つために包括的で、ルーチンに使える検査はない。治療効果については大まかな評価をするだけである。それすらしないこともある。難しい手術を終えたあとに患者が死亡するのは五〇人に一人なのか五百人に一人なのだろうか？　執刀医の私でも答えられない。手術中に患者の状態がどうなのかはよくわからずにやっている。「手術はうまく行ったのですか？」と患者の家族は私に尋ねてくる。私は、「よさそうですよ」ぐらいしか言えない。

アプガースコアが与えた影響は、ベッドサイドで医療スタッフがどれだけやれているかについての迅速かつ客観的な評価だけではない。どうすればもっとうまくやれるか、そのためには何をすればいいのかにも影響した。産科部門の長は、医師や助産師に対してアプガースコアを常に取らせては、チェックするようになった。そうするうちに、部長がやっていることは、職人が一日に何斤のパンを焼いたかパン工場の工場長がチェックするのと何も違いがなくなってきた。産科部長も工場長も、まったくの初心者から超ベテランの職員まで、全員の成績が向上するような解決策を求めるようになった。これは、完璧さを達成する可能性に賭けるよりも、確実さを選択するという意味になる。

鉗子が辿った運命がこの選択の結果をよく表している。ノースカロライナ大学の産婦人科の名誉教授ワトソン・ボウズ二世に話を聞き、鉗子に何が起こったかについて語ってもらった。教授は未熟児医療の研究に加えて、鉗子分娩に関する広く知られた教科書の著者だった[7]。また、彼自身も一九六〇年代に臨床をしていた。このころは、帝王切開は五パーセント未満で、四〇パーセント以上が鉗子分娩だった。

「そうだ、鉗子分娩の素晴らしい成績は、多くの研究によって証明されているよ」と彼は言った。「しかし、それらの研究は大きな病院で経験豊富な産科医が鉗子分娩をやれば、うまくいくと言っているにすぎない。一方で、産科学の責任として、どんなところでもアプガースコアと新生児死亡率が改善するようにしなければならない。病院の大小や医師の力量とは無関係にね」

「鉗子分娩は帝王切開よりも教えるのがはるかに難しいのだよ」と、ボウズ教授は言った。「帝王切開では術者が研修医の対面に立っているので、相手が何をやっているのかはっきりと観察可能だ。「そこじゃなくて、ここだ！」と言える。ところが、鉗子には手の感覚が必要で、なんとも教えにくい」

新生児の頭部を鉗子で挟むことだけでも熟練を要する。母親の骨盤の形と胎児の頭部の大きさに合わせた正しいサイズを選ばねばならないが、鉗子のサイズは少なくても六種類ある。鉗子の両側のブレードを目と耳の間、頬骨の上の間の空間に正確かつ左右対称に滑りこませなければならない。「たいていのレジデントは、これがコンスタントに行えるようになるまでに二、三年の修行が必要だね」と教授は言った。そして術者は、牽引力と圧力を鉗子にかけなければならない。ひっぱるわけだ。ボウズが書いた教科書では、軸方向に平均二〇―三〇キログラムで引きながら、胎児の頭がい骨には二キログラムの圧力をかけると書いてある。「鉗子に力をかければ、何かが動く感覚を感じるはずなんだ」。力をかけすぎると、胎児の皮膚が裂けたり、頭がい骨が折れたり、命にかかわる脳出血を起こしたりするだろう。「この感覚を見事に身につけられるレジデントもいるし」教授は続ける、「だめなのもいる」。

産科学が直面している問題はこれである――医療は職人芸なのか、産業なのか？　もし、医療が職人芸ならば、産科医は次世代に職人芸の一式を伝授することに集中するだろう。たとえば、肩甲難産に対するウッズ手技や逆子に対するラブセット法、巨頭児に対する鉗子の感覚などである。新しい技術開発のために研究をする。その技術はだれにでもできるわけではないと受け入れる。

しかし、医療が産業であり、米国一国だけでも年に四百万人生まれる新生児をできるかぎり安全に分娩させることに責任を持つならば、別の考え方が必要になる。注意は他に向かう。信頼性を求めるようになる。米国の四万二〇〇〇人の産科医がすべての技術を本当に確実にマスターしているのだろうかと疑いはじめる。種々のトレーニングがあるにもかかわらず、鉗子分娩による胎児や妊婦に対する事故がいつまでもなくならないと知る。アプガースコアの登場以降、産科医は、難産に陥ったときには、単純かつコントロール可能な方法に頼ることにした。それが帝王切開だった。

午後七時半がちょうど過ぎた。すでに陣痛が始まってから、三九時間が経過していた。エリザベス・ロークは赤ちゃんを生むための手術を受けていた。その八時間前に、ペッシェー医師は彼女に帝王切開を勧めた。ロークは断った。小さな命を自力で出すことを諦めきれなかった。医師は無理だろうと考えたが、胎児の心拍はまだ正常だった。ロークが頑張ることには何の障害もなかった。医師は徐々にピトシンを増量し、胎児の心臓が耐えられるぎりぎりまで増量した。硬膜外麻酔にもかかわらず、陣痛の痛みが激しくなった。進歩があった。午後三時、ロークの子宮頚部は九センチに開大し、胎児の頭を二センチほど先へ押し出した。ペッシェー医師でさえ経腟分娩できるかもしれないと思いはじめた。

それから三時間もたったが、胎児の頭部は降りてこず、まだ横向きのままであった。ロークの子宮口はそれ以上開かなかった。ついにロークもこのままでは胎児が出てこないと認めざるを得なかった。ペッシェーが再び帝王切開を提案すると、感謝しつつ、イエスと答えた。

ピトシンの点滴は止められた。陣痛のモニターも外された。部屋のなかは胎児心拍数モニターからの小刻みなトク・トク・トクという音だけになった。ベッシェー医師は手術担当の同僚を紹介した。ロークの分娩時間はあまりに長くて、産科医の勤務が三交替したのだった。彼女はストレッチャーに乗せられ、ホールの先にある白いタイル張りの広い手術室に連れて行かれた。彼女の夫、クリスは苦労して緑の手術着に着替えた。マスクの紐を結び、ふんわりした術場用の帽子をかぶり、靴の上から青いオーバーシューズを履いた。彼は手術台に横たわるロークの頭の横に置かれた椅子に座り、手を彼女の肩の上に置いた。麻酔医は硬膜外麻酔の量をさらに増やし、無痛領域が十分に広かったことを確認するために彼女の腹部の皮膚をちくりと刺した。看護師は黄土色の消毒薬で彼女の皮膚を塗った。そして切開が始まった。

帝王切開は私が見たなかでもっとも奇妙な手術のなかに入る。また、それはもっとも単刀直入なものの一つでもある。一〇番のメスを皮膚に押し当て、膨れあがった腹部の下部の端から端まで横に切る。皮膚と黄色の脂肪を、一筆書きで一気に切り開く。白いガーゼパッドを使って、真っ赤な花が開いたように見える止血点を止血する。殻のような線維鞘である、腹筋を覆う筋膜を切り、持ち上げて、下に隠れたもっこりした赤い筋肉を露出させる。腹直筋は真んなかで二つに別れた垂直ベルトのように見える。それを、まるでカーテンを左右に開くかのように、金属製開創器を使って間を拡げる。薄くほとんど透明に見える腹膜を切開する。すると、プラムのような色をした厚く筋肉質の子宮が大きく目に飛び込んでくる。最初に、メスで小さな切開を子宮に入れる。そして、包帯バサミに持ち替えて、子宮を素早く、そして簡単に開く。まるで固い皮に覆われた果物を切り開くようである。

それから私にとっては、いまだに超現実的に見えることが起こる。子宮のなかに手を差し入れるが、外科医が開腹手術でよくするような腫瘍や何か異常を見つけるために手で探ることはしない。その代わりに、くねくねと動く、五つの小さな足指を見つけ、次にひざ、足全体がわかる。そして、新しい人間が手のなかでもがいていることに気づく。台上の妊婦のことはほとんど忘れかけてしまう。胎児を取り出すことが難しい場合がある。もし、頭が産道深く入り込んでいるなら、手術台の上に立ち上がり、胎児の腰の周りをつかんで、思い切りひっぱらなければならない。だれかに赤ん坊の頭を下から押してもらわなければならないときもある。そして、へその緒を切る。赤ん坊は布でくるまれる。看護師はアプガーゼスコアを記録する。

次の子宮収縮のあと、帝王切開の傷口から胎盤を出産する。子宮内の凝血塊や残存物を清潔なガーゼパッドで拭いとる。強靭な吸収性の縫合糸で野球ボールの縫い目のように子宮を縫い閉じていく。筋膜も別に縫い合わせ、皮膚を縫って終了である。

かつては珍しかったこの方法も今ではごくあたりまえのことになっている。以前は足だけがぶらんと先に出てしまった足位にはこの手技、頭の上に腕がある骨盤位には別の手技、頭部が骨盤に陥入している場合はまた別の手技と、それぞれ難しい手技を産科医は学んでおかなければいけなかった。今は、ほとんどどんな問題であっても、解決方法は同じである。帝王切開がある。今日、どの産科医も帝王切開を行うことに不安はない。小さな病院でも実施することに何も問題はない。手続きは見事なまでに一貫して行われる。

この手術は単純だが、間違える可能性はある。子どもが裂傷を負うこともある。もし胎盤剝離が起こって、頭部がいつまでも出てこないと、赤ん坊が窒息するかもしれない。母体にも重大なリスクが伴う。外科医として私が、裂けた腸や開放創を修復するために応援に呼び出されたことがある。出血が深刻になることがある。創感染もよく起こる。肺炎と血栓症の危険性が増す。何の合併症がなかったとしても、母体の回復には経腟分娩と比べて数週間以上長くかかる。のちの痛みがより強い。そして今後の妊娠で母体は、重大な困難に直面する可能性がある。その後、経腟分娩を試みた場合、子宮の傷痕から子宮破裂を起こすのは二百例に一回である。ちょうど縫った傷口のところに次の妊娠時の胎盤が付着し、そこから止めるのが難しい出血を起こすリスクも同じ程度ある。帝王切開は外科手術である。そこから逃れることはできない。

帝王切開を回避することもまたできない。出産リスクに関して何か疑問が生じたとき、帝王切開を選択するのが産科医にとって当然という時代に私たちはいる。帝王切開はもっとも信頼性が高いというだけが理由である。もし、胎児が四五〇〇グラムよりも重いならば、妊婦が帝王切開の経験者であれば、胎児が横位や骨盤位ならば、双子ならば――その他、困難が予測される状況が生じているならば、助産婦や産科医は帝王切開を一度は母親に勧めるのが現在のスタンダードである。たとえどれだけリスクが小さくても、医師や助産師は経膣分娩を試したり、危険を冒したりすることを、ますますためらうようになった。

六〇年代には、ロークのような閉塞性分娩をどのように扱っていたか、ボウズ教授に尋ねた。私の想像通り、教授が最初に頼るものは、鉗子だった（ボウズは自分ならば、ロークの子宮頸管を開かせるために、分娩のもっと早い時期にピトシンの量を増やすという。彼の量は現在の産科医が使う量をはるかに超える。それから、鉗子を使う）。鉗子を使って、千人以上の新生児を誕生させたと教授は言う。新生児を傷つける率は、帝王切開と比べて同等か、それよりもよかった。そして、母体の回復ははるかに早かった。もし、ロークが当時の教授の手で分娩させてもらっていたなら、外科手術なしで安全にお産をさせてもらえたかもしれない。ボウズ教授は難しい器具を使いこなす名手である。しかし、産科学のルールが変わったとき、教授も一緒に変わった。「教授として、私は後進に対するロール・モデルになる必要があった。指導しているレジデントにはできそうにないことを、あえてやってみせるようなカウボーイになるわけにはいかないんだ」。彼は続ける。「そして、常に不確実性からは逃れられない」。教授でさえ、自分の判断と技術がミスを犯す日が来るのを恐れていた。

これは工場の規則と同じだ。未熟な医師に鉗子を使うのを止めさせるならば――鉗子だけではない、他の人名のついた手技も同じく――、産科学は全員に対して鉗子を使うのを止めさせなければならない。ボウズ教授が退職した一九九九年、彼の帝王切開の割合は二四パーセントで、他の同僚と同じであった。もし、今でもまだ臨床を続けていたならば、他の同僚と同じように、三〇パーセントに上昇することを彼も疑わない。

帝王切開を安全に行えるようになった結果、何のリスクもない妊娠三九週目の妊婦に対して、経膣分娩するまで待つのではなく、帝王切開で出産することを勧めるかどうかについて、激しく、真面目に議論が行われるようになった(8)。この考え方自体は、人間の傲慢さが表れた最悪なものの一つに見える。自然な経膣分娩に挑戦することなしに帝王切開を考慮するということが、どうしてできるのだろうか？外科医が健康な人に対して虫垂を摘出しようとか、元の関節よりも人工股関節が丈夫だから、取り換えようなどと言うことはない。外科手術による合併症の発生率は単純な手術でも、高率なままである。しかし、今後一〇年後ぐらいには、産科学の産業革命が起こり、生物進化が決めた生命誕生の過程よりも帝王切開による出産の方が安全だということになるかもしれない。

最近は、元気よくお腹を蹴る三九週の胎児の五百人に一人が、分娩前や分娩中に死亡する。これは史上最低の割合である。しかし、予定帝王切開によってさらにこの割合を下げられると信じる理由が産科医にある。賛成論者は、妊婦にも結果的に安心だと主張する。予定帝王切開は、緊急帝王切開よりもはるかに安全なのははっきりしている。緊急帝王切開では、素早く処置をしなければならないし、緊急の場合、母子ともに最初から危険な状況にさらされている。最近、米国での研究報告は、予定帝王切開の安全性に関する懸念を示したが、英国とイスラエルの研究報告では、経腟分娩よりも帝王切開の方が妊婦死亡率が低いことを示した。まだ推測の段階ではあるが、予定帝王切開を受けた母親は、将来的に尿漏れや子宮脱の問題が少なくなる。

しかし、安易に手術で出産させることには何か不吉なものを感じる。出産の半数以上を帝王切開で行っている病院が米国内に存在する。単に懐古的になって、不安をあおっているわけではない。われわれは生命の自然なプロセスからかけ離れた存在になりつつある。そして、出産の技術も衰えてきている。安全に経腟分娩させる技術は、一貫性や統一性に欠けていたとしても、何世紀にもわたって育まれてきた職人技なのである。産科学の主流のなかから、この技術が絶えてしまうのもそう遠い先ではない。

うがった見方をする人は、帝王切開は産科医にとって都合がいいのだという。スケジュール上の都合がいい。診療報酬も高くなる。産科医に言わせれば、医療過誤訴訟のプレッシャーのせいで、本来必要な以上に帝王切開が増えたということになる。多くの妊婦に手術を強いることは、とても喜ばしいこととは言えない。しかし、リスクを減らしたいという心の底にある欲求が、帝王切開の頻度が増える背景にある。信頼性を求めることの代償である。

ある意味、アプガースコアが殿様のようになっている。新生児の健康度を評価する一方で、母親の痛みと出血量、回復に要する日数についてはわずかな注意しか向けられない。生死だけでなく、母親がどの程度の状態にあるかを評価するスコアもない。母親にとっての結果を改善させるような尺度がないのである。それでも、このアンバランスは、少なくとも改善は可能だ。子どもの健康指標があるならば、なぜ母親のがないのか？　医療を受けるすべての人に使えるようなアプガースコアが必要なのである。精神科の患者、入院中の患者、手術後の患者、そしてもちろん、妊婦も同様である。私の研究グループは最近外科用のアプガースコアを開発した。手術中の失血量と最低心拍数、最低血圧に基づいて最高一〇点で評価するものである。千人弱の患者で試行した結果、九点か一〇点の人たちは合併症の割合は四パーセント以下で死亡はゼロであった。五点未満では、合併症が五〇パーセントを超え、死亡が一〇パーセント以上であった。必ずしも正しい点数を出せないかもしれない。しかし、すべての患者に使えるような、状態を反映するシンプルな指標があってしかるべきだろう。あればそれが、みんなが発明・工夫をするのをうながすようになるだろう。患者がどうなっているのかを評価できないという理由はどこにもない。

「私は見たの、ねえ聞いて」と、ロークは言う。「手術用のライトのなかですべてが見えたわ。娘の頭が出てくるのを見たの！」キャサリン・アンネは三六〇〇グラムの茶髪で、青味がかったグレーの瞳の赤ん坊だった。やや紫色の腫れが母体の骨盤に食い込んだ頭にできていた。アプガースコアは、一分後が八点で、五分後が九点で、ほぼ完璧だった。

キャサリンの母親、ロークにとっては苦難の時間だった。「散々だったわ」と言った。「ものすごく疲れ切っていたし、ほとんど意識は朦朧としていたわ。そして我慢できない痛みがきたの」と。彼女は約四〇時間の陣痛と帝王切開手術を乗り越えた。翌朝、ペッシェーは「陣痛と帝王切開という二つの鞭で打たれたようなものですよ。それで悲惨な状態になっていますよね」と言った。ロークは衰弱していたので、母乳が出なかった。

「なんだか私は大失敗した気分だわ。自分でああしよう、こうしようとしたことがすべて失敗に終わった感じ」ロークは言う。「硬膜外麻酔はしてほしくなかったのに、それをしてくれと頼んでしまった……。帝王切開は嫌だったのに、帝王切開に同意した……。赤ちゃんを母乳で育てたかったのに、それにも完全に失敗したわ」。この一週間はロークは惨めだった。「で、ある日、私は気づいたの。自分にこんなふうに言い聞かせたの。「ねえ、どう？　自分が失敗したとか考えるのはばからしくない？　素晴らしい子どもが生まれて、今は、この本当に素晴らしい赤ちゃんに少しでも自分の注意を払うべきなのよ」。この子が私の後悔や情けなさを全部吹き飛ばしてくれたわ」

ベルカーブ

バージニア・アプガーが分娩時にも可能だと示したように、治療成績について意義ある評価方法を見い出すことは、それ自体が創意工夫の賜物である。実際にその評価を使うことは、さらにもう一つの創意工夫を引き出すことになる。改善のためには、評価方法の工夫と治療の工夫の双方が必要なのである。その二つがどうやってくるかには興味をそそられる。

どんな病気にも物語がある。あとでそのことに気づくまで、何でもないことのように、平凡で些細なアニー・ペイジのちょっとした物語は始まった。それはこんなふうである。彼女がまだ赤ん坊だったころ、彼女の父親は時々彼女のことを「チビポテチ」と呼んでいた。それは、父親がキスしたときに彼女の肌がしょっぱかったからだ。それにアニーの母親は時々アニーの呼吸がゼーゼーいうことに気づいていた。しかし、小児科医は聴診でもとくに異常を感じていなかった。

最終的に問題となったことは、アニーのサイズであった。しばらくの間、アニーのきゃしゃで小さな体は家系の特徴のように思われた。アニーの姉で四歳のローリンも常に、女児の成長曲線の下限域ぎりぎりだった。しかし、アニーは三歳で、すでに正常域から外れてしまった。立つと三四インチであったが、体重はたったの二三パウンドで成長曲線の正常下限を下回っていた。栄養不良には見えなかったが、すこぶる健康そうにも見えなかった。

「発育不全」と呼ばれるものにはさまざまな原因が考えられる。下垂体性の障害、甲状腺機能低下、代謝関連の遺伝子の欠陥、炎症性腸疾患、鉛中毒、ＨＩＶ、条虫感染症など。教科書的に完全なリストを作れば少なくとも一ページにも及ぶ。アニーの主治医は、徹底的な精密検査を行った。「一九九七年七月二七日午後四時、この日を決して忘れないわ」と、アニーの母親、オーナーは言う。それは小児科医からペイジ家で行った発汗テストの結果について電話がかかってきた日時であった。

それは面白い簡単なテストである。子どもの前腕の内側の皮膚の表面を清拭し、乾燥させる。そして、一枚のガーゼにはピロカルピン（汗をかかせる薬）をしみこませ、もう一つには食塩をしみこませた小さなガーゼパッドをそこにあてる。電極を接続し、穏やかな電流を五分間流し、ピロカルピンを皮膚に吸収させる。直径一インチの赤く汗ばんだ領域が皮膚に現れる。そこに濾紙を当て、三〇分間汗を採取するためにテープで固定する。検査者は濾紙中の塩素濃度を測定する。

電話口で医師は彼女の娘の汗の塩素濃度が標準よりはるかに高いとオーナーに伝えた。オーナーは病院で薬剤師をしており、このような異常な検査結果の出た子どもたちを知っていた。ラヴランドのシンシナティ郊外にあるペイジの家を訪れたときのことだった。オーナーは、「私にはその結果はアニーが死ぬだろうということを意味していたんです」と静かに語った。その検査は、アニーが嚢胞性線維症《のうほうせいせんいしょう》であることを示していた。

嚢胞性線維症は遺伝病である。米国では一年当たり千人の子どもがこの診断を受ける。米国には約一千万人の欠陥遺伝子の保因者がいる。しかし、この疾患は劣性遺伝である。劣性遺伝とは、両親がともにその疾患の遺伝子を持っていて、両方からその遺伝子のコピーをもらったときにのみ子どもに発現するものである。一九八九年に発見されたその遺伝子は、七番染色体の長腕に座位し、塩素を調節する細胞の能力を阻害する変異タンパクを産生する。これが嚢胞性線維症の人々からしょっぱい汗が出る理由（塩とは塩化ナトリウムのこと）だからである。塩素が欠損すると水分が減り、粘性が増すので、全身にわたって分泌物が粘っこくなる。消化酵素の流れが滞る。そして、食物の吸収がだんだん悪くなっていった。これがアニーが五体満足なのに、成長しなくなった理由だった。しかし、肺への影響は、致命的なものだった。粘液溜まりはゆっくり小さな気道を満たし、肺活量を減らして固くなる。時間とともに、病気によって子どもの肺機能の一部が損なわれ、そして片肺が失われ、最後は肺のすべての機能が失われていく。

オーナーと夫のドン・ペイジの頭は「小児病院に行かなければ」という思いで一杯になった。シンシナティ子ども病院は、米国でもっとも信頼されている小児病院の一つである。この病院で、アルバート・セービンが経口ポリオワクチンを発明した。小児科医のバイブルともいえる教科書『ネルソン小児科学』の嚢胞性線維症の章は、この病院の小児科医の一人が書いた。ペイジ夫妻は電話をかけ、次の日の朝には予約がとれた。

「チームのすべてのメンバーが会し、何時間もそこにいましたよ」とオーナーは回想した。「アニーの血圧を測り、酸素飽和度を測定したり、他のいろいろな検査を行ってから、医師らは部屋に私たちを招き入れたんです。そして、小児科医は私たちの横に座りました。また彼も、非常に親切で率直に「遺伝病について理解していますか?」と言いました。「あなたがしたことでもなく、あなたに移るものでもないということ」と言いながら、平均生存期間が三〇年であり、アニーの場合は四〇歳まで伸ばすことが可能だと。嚢胞性線維症のケアについてたくさんの情報を医師は持っており、それは私たちが考えていた最悪の恐れよりもマシなものでした。でもたった四〇年……というのは知りたいことではなかったのです」

チームメンバーは、治療法を検討した。毎日の食事の最初の一口と一緒にアニーに膵臓の酵素の薬を与えなければならないことをペイジは告げられた。ビタミンのサプリメントを与え、また、あらゆるものにバターを大さじで入れ、アニーが欲しがればアイスクリームを与え、それにはチョコレートソースをかけるという具合にカロリーを追加する必要があった。

胸部理学療法は、咳きこむ彼女の肺から濃い痰が流れ出やすくするために、少なくとも一日二回三〇分ずつ、叩打法とよばれるやり方に沿って、体の前後側面の一四箇所を手を丸めてたたくことだと呼吸療法士は説明した。吸入薬の処方箋も出された。アニーは精密検査を三カ月に一回受ける必要があると言われた。それから家に帰り、新しい生活をスタートする。アニーができるかぎり長生きできるよう、そのために役立つと思われることを医師がすべて伝えた。

一つ、医師が伝えなかったことがある。それはシンシナティ子ども病院は、ペイジの期待に相反して、嚢胞性線維症治療のベスト病院ではないことだった。その年の米国全体の治療成績データによれば、シンシナティ子ども病院の成績はひいき目に見ても平均的というところだった。小さな差ではない。一九九七年、平均的な施設の患者は余命がちょうど三〇歳を超えたぐらいだった。トップレベルの施設では四六歳まで生きることが普通だった。いくつかの指標において、シンシナティの成績は平均をかなり下回った。嚢胞性線維症患者の平均余命のもっともたしかな予測因子は患者の肺機能である。シンシナティでは、アニーのような一二歳以下の子どもの肺機能は、全国のデータからみると、悪い方から二五パーセントに留まっていた。医師はそのことを知っていたが話さなかった。

病院間やあるいは医師の間における専門性の違いというものが、通常、そこまで差はないとして問題視されることはなかった。嚢胞性線維症、あるいは、他の病気を治療しているすべての施設の結果をグラフに表せば、その形がサメの背びれのようなラインに見えるはずである（図1）。

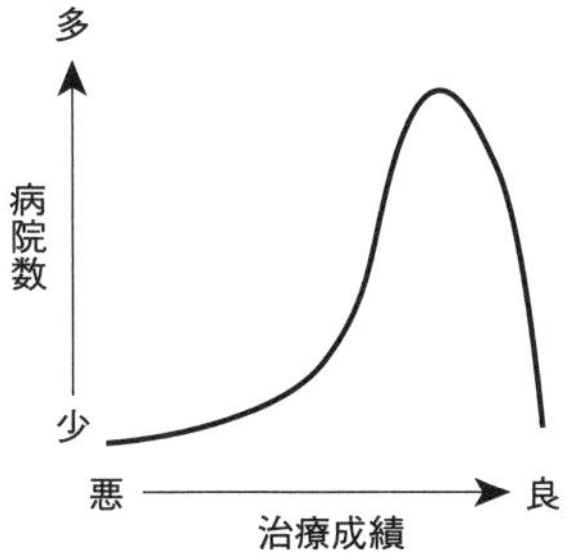

図1

大半の施設が一番よい成績のところに固まっている。しかし、実際のエビデンスは期待通りには行かないことを示しはじめた。現われてきたのは、背びれのような形ではなく、ベルカーブである（図2）。

一握りの施設が問題になるくらいの不良な成績を出している一方、別の一握りの施設は素晴らしい結果を出している。そして、大半の施設は似たり寄ったりの成績である。

通常のヘルニア手術を例にとれば、成績の悪い外科医の場合には一〇分の一の確率でヘルニアが再発する。[1] 中間の大多数では二〇人に一人、そして、一握りの上手な外科医では、五百分の一以下になる。新生児集中治療室に入った新生児の場合、リスク調整した死亡率の平均は一〇パーセントであるが、六から一六パーセントまでの幅がある。体外受精をうける妊婦の場合は、人工受精などにより妊娠に成功する平均は、大半の施設ではほぼ四〇パーセントであるが、どこで受けるかによって一五パーセント以下から六五パーセント以上の幅がある。患者の年齢やハイリスクの患者を受け入れているかなど、他の要因もこの差に影響している。しかし、患者から見れば、施設によって大きな差があるわけであり、一握りの施設は他よりもうまくやれている。

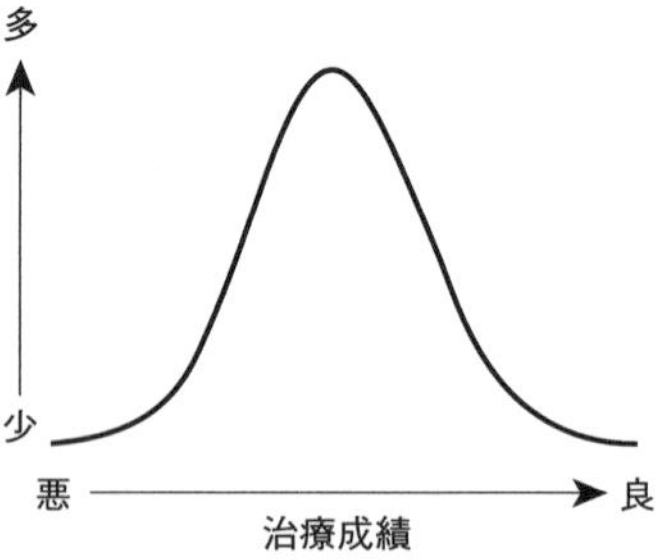

図2

ベルカーブが示すことは、医師らにとっては認めたくない事実である。医師が患者に伝えることと矛盾している。患者は医療を信頼し、最善な治療が受けられると思っている。そして、医師のほぼ全員が医療ができるかぎり最善の治療をしていると信じている。しかし、ベルカーブのエビデンスが少しずつ医師にも患者にも明らかになるにつれて、われわれはようやく何が起こっているかを考えるようになった。

医学領域にいる人は失敗が起こることに慣れている。医師はみな、予期せぬ死亡や合併症を経験している。一方、医師は、他の仲間の成功や失敗の記録と自分たちの記録とを比較することには慣れていない。私は仲間が信じているように、外科医として全国でも名医の一人である。しかし、実は、私や仲間の考えを証明できる証拠はない。野球チームには勝敗の記録がある。ビジネスには四半期決算報告がある。なのに、医者はどうだろうか。

ヘルスグレイズ（HealthGrades）と呼ばれる会社のウェブサイトがある。そこでは一七ドル九五セントであなたが欲しいあらゆる医師の成績報告書を手に入れることができる。つい先ごろ、私は同僚たちと私の成績報告書を請求した。

そう多くのことは書かれていない。たとえば、私が何の専門医であるか、犯罪歴や解雇歴はないか、資格停止処分や取り消し処分を受けたりしていないか、規則を破ったりしたことはないかなどである。これもたしかに役立つ情報だろう。しかし、これだけでは物足りないと思うのではないだろうか？

近年、さまざまな病院の機能や医師の成績を評価する取り組みが広がってきた。だれにとっても難しい取り組みである。難しさの一つは、評価対象を決めることである。一九八六年から一九九二年の六年間において、連邦政府は死亡リストという名前で知られている国中の病院における高齢者や障害者でメディケアという保険加入者の死亡率の年次報告書を発表した(2)。驚くほど広く普及し、死亡リストは世に出た最初の年に一面に掲載された。しかし、この死亡率ランキングではほとんど役に立たないのも確かである。高齢者や障害者の死のほとんどは、どれほど高齢であるかやどんな持病を持つかで決まる。統計をとる側には自然の結果と医師の責任を分けることは決してできない。数字の不安定さも、トラブルの原因になった。病院の死亡率ランキングは、一握りの偶然の死によって、年ごとに劇的に変動した。病院から見れば、何をすれば死亡率を改善できるのかがわからなかった（瀕死の患者を他へ転院させること以外に）。まもなく、みんなランキングをまったく無視するようになった。

若年の患者の場合も、死亡率は医師の能力を測るためには向いていない。そもそも、若い患者のごくわずかだけが死ぬし、そうなった場合も予想できることが多い。大半は進行がんや重い外傷などがある。みんなが本当に知りたいのは、典型的な患者でどのくらいうまくできるかなのである。治療直後の結果については、アプガースコアのようなものがあるし、そして、最終的な結果の評価も必要である。私が虫垂切除術をした場合、患者が完全に回復するまでにどのくらいかかるのか？　どのくらいの頻度で本来避けられるような重い合併症が起こるのか？　他の外科医と比べた場合の私の成績はどうか。

この手のデータを集めるのは難しい。医療はいまだに紙の記録に頼っており、情報を集めるためには、人を使ってカルテを調べ上げたり、患者にあたったりする必要がある。どちらも費用と手間がかかるやり方である。近年の個人情報保護規制がこのような調査をさらに難しくしている。それでも、始めているところがある。米国退役軍人病院は、新しいスタッフを雇い外科医による合併症の発生率を記録するだけの仕事を全病院でさせるようになった。私の病院も含めた一四の大学病院が同じことをするために、協力するようになった。カリフォルニア州、ニュージャージー州とニューヨーク州とペンシルバニア州では州内のすべての心臓外科医を対象に治療データを集めて報告するようになって数年がたつ。

医師の治療成績を集める点で他のどんな領域よりも先んじている医学領域がある。嚢胞性線維症の医療である。過去四〇年間、嚢胞性線維症財団は、国内の治療施設から詳しいデータを集めつづけてきた。これを行っている理由は他のだれよりも見識があったからではなく、一九六〇年代にクリーブランドの小児科医である、リロイ・マシューズがこの領域に議論を巻き起こしたからである(3)。

一九五七年にマシューズは、クリーブランド乳児小児病院の若き呼吸器専門医として、嚢胞性線維症治療プログラムを立ち上げた。二、三年後、自分の施設では年間死亡率が二パーセント以下だと発表したのである。当時、嚢胞性線維症を治療していた医師から見ると、これは非常識な数字だった。この疾患による国内の年間死亡率は二〇パーセント以上と推定されており、患者は平均して三歳で死亡していたからである。しかしマシューズは、自分の施設では病気の進行を何年も遅らせることができると言い出したのである。「うちの患者がどのくらい生きるか見てみたいが、大半の患者は私の葬式に来るだろうね」と、彼はある学会で述べた。

一九六四年、嚢胞性線維症財団はミネソタ大学の小児科医であるワレン・ワーウィックに一万ドルというささやかな研究予算を与えた。その研究とは、マシューズの主張を検討するために、米国にある三一の嚢胞性線維症センターで治療したすべての患者の報告書を集めることであった。数カ月後、彼が出した報告には、マシューズの施設の患者の死亡年齢の中央値は二一歳であり、他の施設の患者の七倍の長さだった。マシューズのような存在を、いわゆるポジティブな逸脱と呼ぶことにしよう。彼の施設では過去五年間、六歳以下の患者を一人も死なせていない。

他の小児科医と異なり、マシューズは嚢胞性線維症を突然起こる変調ではなく、徐々に進行する病気とみなし、患者がはっきり症状を示すずっと前から、積極的な予防治療を行っていた。彼は患者を毎晩、ビニールのテントのなかで眠らせるようにした。なかには、先が見えないほど、濃い霧のようなもので満たされている。この霧は気道を塞ぐ粘り気の強い粘液を薄めて、咳で排出することを可能にする。イギリスの小児科医の発明を応用し、家族が毎日子どもの胸をたたいて粘液が取れやすくなるようにした。ワーウィックの報告書が公開されたあと、マシューズの資料はただちに米国での標準になった。米国胸部学会が彼の治療を承認し、治療施設のデータをまとめたワーウィックの仕事はそれからずっと、嚢胞性線維症財団が使いつづけるものになった。

長期間のデータの変化を見ると、非常に興味深いし当惑もする。(4) 一九六六年、嚢胞性線維症による死亡は激減し、全国的に見ても嚢胞性線維症の平均余命は一〇年に達した。一九七二年は、平均余命は一八年になった。急速かつ注目すべき変化である。同時に、マシューズの施設はもっと改善していた。財団は施設の名前を明らかにしていない。各施設の参加を促すために、名前を出さないことを確約していたのである。マシューズの施設は独自に広告を世に出していた。一九七〇年初期の時点で、重い肺疾患を起こす前に彼の施設を受診した患者の九五パーセントは、一八歳の誕生日以降も生存していた。ここにもベルカーブがあり、裾の広がりはわずかしか縮まなかった。平均が改善するたびに、マシューズや他の一握りの施設はさらにその上を行っていたのである。

二〇〇三年には嚢胞性線維症の平均余命は国全体で、三三歳に上昇した。一方、トップの施設では、四七歳を超えていた。病院の死亡率と同様に平均余命の計算について疑いを差し挟む専門家もいた。たとえば、中間的な施設の場合には、予後のもっともよい予測因子である肺機能は、正常な人の四分の三くらいであった。トップの施設ではそこの患者の肺機能の平均は正常な子どもの数字と差がなかった。この違いは、患者の遺伝子の違いや家族背景から説明できると主張する研究者もいた。しかし、最近の研究によれば、そうした要因を計算に入れても、それで説明ができるのは、違いの四分の一程度であり、それだけでは、正常な子どもと同じくらいまで嚢胞性線維症の患者を生かせる施設が何をしているかについては説明できない。

囊胞性線維症医療は、他の疾患と比べると、とても洗練され行き届いている。このことを考えるとばらつきの大きさは謎である。囊胞性線維症の医療は他の医療がこうあって欲しいと願うような理想的なものになっている。国内一一七カ所の超専門施設で患者は治療を受ける。すべての施設は厳しい認定制度によって管理されている。医師は囊胞性線維症の患者の治療経験を豊富に持っている。他のたいていの医療にあるものよりも、詳細な治療ガイドラインがあり、どの専門医も同じガイドラインに従って治療している。医師全員が臨床試験に参加し、みんなが新しいよい治療法を知っている。ここまでくれば、治療成績はどこでも同じだと思うはずである。それでもなお、差は大きい。患者はこのことを知らない。もし、知ったなら何が起こるだろうか。

二〇〇一年冬、二〇組の家族とペイジ一家は、シンシナティ子ども病院の医師に招かれて囊胞性線維症治療プログラムの会議に参加した。アニーは七歳で元気な小学二年生になっていた。体はまだ小さく、単純な風邪でも大変なことになっていたが、肺機能は安定していた。病院の大会議室に家族は集められた。簡単な挨拶のあと、病院の医師はパワーポイントのスライドを画面に映した。「これは、トップの施設が栄養と肺機能について出している成績です。こちらは、シンシナティ子ども病院の場合です」。これは一般公開の実験のようなものだった。医師たちは不安気だった。会議そのものに反対するものもいた。しかし、病院幹部は開催にこだわった。ドン・バーウィックが原因だった。

バーウィックは、元小児科医で今はボストンで医療改善研究所というNPO（非営利団体）を運営している。この研究所は医療を改善するための彼の計画に加わる病院に対して、何百万ドルという研究費を提供している。シンシナティ子ども病院の嚢胞性線維症治療プログラムはこの研究費に当たったのである。そして、研究費を受けた側に対して、バーウィックが課した規定の一つに情報を患者に公開するということがあった。ある医師は、「丸裸になるようだ」と表現した。

バーウィックは医学のなかでも目立った存在である。二〇〇二年、商業誌である「モダン・ヘルスケア」誌は彼を米国医療における三人目の影響力のある人物として記事にした。他の影響力のある人物と違って、彼の影響力は彼の地位からくるものではない。(米国厚生大臣が一番で、メディケアとメディケードの理事長がナンバー2である。) 彼が影響力を持つのは彼の考え方のせいである。

一九九九年一二月の会議では、バーウィックは米国の健康管理の欠点に関する彼の考えをまとめた四〇分のスピーチをした。その後何年も、そのスピーチは話題になった。そのビデオは地下出版物のように流布した(私も実際にそんなふうにして見た。ノイズだらけの擦り切れたVHSテープを約一年後に見たのだった)。講演をまとめた小冊子が国内の何千人という医師に配られた。バーウィックは風采の上がらない静かに話す中年男である。この目立たない見た目を利点にする方法を彼は知っていた。講演は一九四九年のモンタナ州の森林の山火事の話から始まった。パラシュートで降りた消防士が火に囲まれたのである。パニックになって、消防士らは走り、三七度の傾斜の山を登り、峰を越えて逃げようとした。しかし、隊長のワグ・ドッジは逃げても無駄だということを見てとった。そこで立ち止まり、マッチを取り出して、周りの背の高い草に火をつけた。この新しい火が回りを焦がし、山肌を一気に登って行った。ドッジは燃え尽きたあとの中央に入り、そこで横たわり、部下にここに来るようにと呼びかけた。彼は「エスケープ・ファイヤ」と呼ばれる方法をその場で発明した。のちに森林火災の消防士の訓練の標準となった。しかし、部下はドッジが気が狂ったと思ったのか、まったく声が聞こえなかったか、従わずにそのまま山を登っていった。二人以外のすべてが火に巻かれて亡くなってしまった。エスケープ・ファイアのなかにいたドッジは火傷もなく生還した。

大勢が死んだのは消防士のチームワークが崩れたためだというのがバーウィックの説明だった。合理的に考え一緒に行動する力を失ったために、死なずにすんだかもしれないアイデアを認識できなかった。これは危機に瀕した欠陥を持つすべての組織で起こり、そして、それが現代医療でも起こっているとバーウィックは主張した。複雑に進歩した医学知識と治療を使いこなそうとしているうちに、ごく単純な行為すらきちんと行えなくなっている。医療を治すには、二つのことをしなければならないとバーウィックは続ける。われわれ自身を評価し、われわれのやっていることをもっとオープンにすることだ。医師や病院の成績を比較することをあたりまえにしなければならない。合併症の発症率や処方された薬が正しく予定通りに出ているかまで、すべてが対象になる。そして、病院はこの情報を患者にも完全公開すべきだと主張する。「「秘密ゼロ」が私のエスケープ・ファイアの新しいルールだ」と彼は言った。たとえ、恥をさらすだけになったとしても、公開することが改善を促すのだと彼は主張する。それによって、医師ではなく患者の福祉や利便が最優先事項だということを明らかにしてくれる。そして、これこそが道徳的にも正しいことである。なぜなら、自分の命にかかわることは、すべてを知る権利が人にはあるからである。

ロバート・ウッド・ジョンソン財団から多額の寄付を受け、バーウィックの研究所は、彼のアイデアを活用するものに援助をするようになった。そのせいでシンシナティ子ども病院の医師、看護師、ソーシャル・ワーカーは、病院のカンファレンス・ルームで患者家族の集団の前に自信なさげに立っていたのだ。そして、プログラムの結果のランキングがどれほどみじめだったかを報告し、よりよくするための計画があることを公表した。しかし、患者家族のだれ一人として、転院するものがいなかったことは、病院を驚かせた。

「会議のあと、転院も考えたね」と、ラルフ・ブラックウェルダーは、私に話した。彼と妻のトレーシーは八人の子どもを設け、そのうち四人が嚢胞性線維症に罹っていた。「引っ越ししようかとも考えた。ここでの商売をだれかに売って、他にまた始めることもできるからね。自分たちの子どもをこんなレベルが低いところで見てもらう必要があるのかと考えたね。ベストの病院で子どもたちを治療して欲しいと思うんだ」しかし、彼とトレーシーは病院が真実を語ってくれたことに感動した。病院のスタッフで言い訳するものはいなかったし、だれもがもっといい治療をしようと必死に見えた。ブラックウェルダー家は病院スタッフと長年の付き合いがある。栄養士のテリー・シンドラーは自身の子どもをこの病院のプログラムに託していた。呼吸法の専門家バーバラ・チニは、聡明で気遣いがあり、愛情深かった。彼女は、夜中でも電話をとってくれて、大変なときには子どもを見に来てくれて新しい治療法が紹介されたら、すぐに使ってくれた。プログラムの責任者のジム・アクトンは、間もなくプログラムを世界一にすると、自ら約束してくれた。

数字を見たとき、オーナー・ペイジも驚いた。ブラックウェルダー家と同じく、ペイジ家も子どもも病院のスタッフと長い付き合いがある。このニュースは病院に対する信頼感を揺るがせた。このニュースは治療を続けるかどうかの分かれ道になった。プログラムの成績を改善するために、委員会を立ち上げることをアクトンは宣言した。それぞれの委員会に最低一人の家族が加わることと決めたが、これは異例なことだった。病院内部の委員会に患者や家族が加わることは決してなかったのである。それで、転院するのではなく、委員会に自ら加わり患者の治療のありのままをもう一度見直すことをオーナーは決断した。

センターの成績が芳しくないことに、委員会は当惑した。国の嚢胞性線維症治療ガイドラインに従っているだけではなく、センターの二人の医師は執筆にも参加していたのである。トップの施設を訪問しようとしたが、だれもどこがトップであるか知らなかった。嚢胞性線維症の年次報告には一一七のセンターの成績を載せているが、名前は伏せられていた。財団に電話したり、メールを送って、トップ5の名前を尋ねたが無駄だった。

それから数カ月後、二〇〇二年初頭にドン・バーウィックは、シンシナティのプログラムを訪問した。そこでの改善しようという真摯な願いと、家族の熱心な参加態度は彼を感動させた。しかし、財団からトップのセンターの名前を教えてもらえないと知ったとき、そのことを彼は信じられなかった。財団の医療担当で副理事長でもある、プレストン・キャンベルに電話をした。キャンベルの反応は、用心深いものだった。「各センターはデータを自発的に提供してくれているからね」と、説明してくれた。「四〇年間にわたって、これが続いている理由は、名前が外に出ないことを信頼してくれているからなのだ。もし、その信頼が損なわれたら、どのくらい治療が異なっているのか、何人くらいの患者を診ているのか、どのくらいの成績が出ているのかについての確実な情報を得ることは不可能になるだろう」と続けた。

キャンベルは嚢胞性線維症の患者の治療に打ちこんできた、慎重で思慮深い小児呼吸器内科医である。バーウィックとの話し合いは、その彼を迷わせた。嚢胞性線維症財団は実験室での研究に資金を出すなど、常に研究に重きを置いていた。嚢胞性線維症の遺伝子を解明したり、二つの新薬を承認に導いたり、一〇以上の他の薬剤が臨床試験を受けることを手伝ってきた。患者の治療を追跡することにも資金をつぎこみ、それが新しいガイドラインや、専門資格の基準設定、より標準的な治療などに繋がる重要な研究を生み出してきた。しかし、研究の結果はいまだに患者の受けられるケアのレベルが大きく違うことを示している。

バーウィックが電話した二、三週間後、キャンベルはシンシナティ子ども病院にトップ5の施設の名前を明かした。治療をさらに改善するには、さらなる透明性が必要なことを彼もとうとう悟ったのである。財団はすべての施設の成績を公開することを目標にすると宣言した。しかし、これはいまだに実現していない。数カ所の嚢胞性線維症治療施設が公開に同意しただけである。

見学のためにトップ5の施設の一つを訪れたあと、その名前を私自身明かさずにはおれないと思うようになった。医師の名前や細部を曖昧にしたり、ぼかしたりすることはできない。詳細なしには、トップの施設がどんなふうであるかを説明することはできない。シンシナティ子ども病院のスタッフも同じことを知った。トップ5の施設が明かされて一カ月のうちに、シンシナティ子ども病院のスタッフは五つの施設に連絡をとり、なかでも一番と考えたミネアポリスにあるフェアビュー大学子ども病院嚢胞性線維症センターを訪問した。私はシンシナティ子ども病院に最初に行き、比較のためにミネアポリスにも行った。

シンシナティ子ども病院で見たことは、私を感動させると同時に、中間の成績であることを考えると驚かせもした。嚢胞性線維症のスタッフは熟練しエネルギッシュに仕事に打ち込んでいた。ちょうどインフルエンザワクチンの集団接種を終えたところで、患者の九〇パーセント以上が受けていた。外来診察の前に、レントゲンや検査や専門医の診察など何が必要か事前にわかるようにするため、患者は質問紙に記入することになっていた。患者が帰宅する前に、医師は診察のまとめと検査結果のコピーを患者に渡していた。こんなことをやってみようとは、私自身の臨床では思いつかなかったことである。

ある朝、七人の嚢胞性線維症専門医の一人であるコーリ・デインズのクリニックでその診察に陪席した。患者の一人にアリッサがいた。ソーダを持ちながら、足を組み、足先は常にブラブラさせながら座っていた。そばかすだらけでやせっぽち、爪はド派手な赤色で、金髪のストレートな髪をポニーテイルにまとめた一五歳の少女である。二、三分おきに、短い空咳をした。親は彼女の隣りに座っていた。医師はすべて本人に質問した。

「調子はどう？　学校は？　息苦しくはない？　食事は十分取れている？」

彼女の答えは素っ気なかった。しかしデインズ医師は、何年も前からアリッサを知っている。次第に彼女も話すようになった。

「まあ、だいたいうまくいっているわ」

親が一日に二回叩打法をし、そのあとすぐにネブライザーを使って薬を吸引し、ビタミンを飲むという治療の指示に従っていた。朝、測定した肺機能は正常の六七パーセントだった。普段の八〇パーセントよりも下がっていた。咳は昨日より少し悪化し、それが肺機能低下の理由だと思われた。この数カ月、アリッサが訴えている腹痛もデインズ医師は気にした。

「いつ痛くなるのかわからないの。食事の前後や真夜中でも起こるし、急に来て二、三時間は続くの」

診察や検査やレントゲンでは異常は見つからなかったが、この五週間登校していない。普段は元気そうに見えるので、痛みは彼女の気のせいではないかと、両親はイライラしていた。デインズ医師はもう少し調べようと思った。家での様子をチェックするよう看護師に指示し、消化器内科医と疼痛専門家の診察を予約し、次回の診察をいつもの三カ月おきよりも早めに予約を取った。

私から見れば、これはだれもが望むような本当の医療だと思った。即応的で人間的、しかし、注意深く良心的に行われている。そして、私はミネアポリスに飛んだ。

フェアビュー大学子ども病院の嚢胞性線維症センターの部長は、ほぼ四〇年にわたり、ワレン・ワーウィックが勤めてきた。リロイ・マシューズの耳を疑うような好成績の研究を指揮した小児科医である。その後ずっと、改善のためには何が必要かという研究をだれよりも熱心に進めてきた。「その秘密はシンプルだ」と彼は言う。それはマシューズから学んだことだった。患者の肺機能をよくするためには何でもするということである。同病院の嚢胞性線維症患者は、他の施設の患者と同じ治療を受けていた。気道の閉塞をとり、分泌物を溶かすためのネブライザーを使った治療（パイプの形をした水蒸気テント）、抗生物質、毎日の叩打法である。しかし、それでもワーウィックのやることは他とは違っていた。

ある午後、彼の診察に陪席し、ジャネルという一七歳の高校生を見た。六歳のときに嚢胞性線維症と診断され、その後ワーウィックの治療を受けている。今日はいつもの三カ月ごとの診察に来たところである。彼女は肩まで届く黒髪を染め、アヴリル・ラヴィーンのような黒いアイライナーを引き、それぞれの耳には四つもイヤリングをつけ、眉には二つ、舌にもクギのようなピアスをつけていた。ワーウィックは七六歳で、背が高く猫背で時代遅れのよれよれのツイードのジャケットを身に着け、白髪交じりの薄い髪で、シミだらけの顔をしていた。見かけだけから言えば、いかにも前世期の老科学者だった。腰に手を置いたままジャネルの前に立ち、彼女の様子を見て、しばらくしてから言った。

「ジャネル、この国でうちの嚢胞性線維症治療プログラムをベストにするために何をやっていた？」

「そんなの簡単に言えないわ。わかっているでしょ」

二人は冗談を言い合っていた。ジャネルは学校にも行き、うまくやっていた。ワーウィックは最新の肺機能検査結果を前に出した。アリッサの場合と同じように少し落ちこみがあった。三カ月前にジャネルの検査は一〇九パーセントだった。（嚢胞性線維症のない子どもの平均よりも肺機能がよかったのである。）今は約九〇パーセントに落ちていた。これでもいい数字であり、多少の上下はあってしかるべきものだった。しかし、ワーウィックの見方は違っていた。

彼は眉をしかめた。「なぜ落ちたんだ？」

ジャネルは肩をすくめた。

最近、咳は？　風邪は？　熱は？　全部、ノーだった。治療は定期的に受けている？　はいもちろん。毎日かね？　はい。治療をサボったことはある？　そりゃあまあ、だれだって一回はサボるわ。どのくらいに一回？

そして、次第にワーウィックは違う話を彼女から聞き出した。この二、三カ月治療をほとんど受けていなかったのである。

ワーウィックは続けた。「なぜ治療を受けていなかったの?」驚いたようでも怒ったようでもなかった。彼はまるでこのような状況に初めて出会ったかのように、純粋に興味深げに見えた。

「知らないわ」

ワーウィックは聞きつづけた。「じゃあ、何が治療を邪魔していたのかな?」

「知らない」

「じゃあ、ここでは……」彼は自分の頭をさして、「何が起こっているの?」と聞いた。

「私は、知らない、の!」

彼はしばらく黙った。そして、話を切り換えて、私に話しかけはじめた。

「嚢胞性線維症患者の面白いところは、彼らがよい科学者だということだ。いつも実験をしているんだよ。私は患者が実験で何を経験したかを解釈するのを手伝っている。たとえば、患者が治療をやめたとしよう。そして、何が起こるか? 病気にはならない。したがって、ワーウィック先生はバカだと思うわけだね」

「しかし、数字を見てみよう」ジャネルを無視したまま私に言いつづけた。壁にかけてある小さな黒板のところに行った。使いこまれたもののようだった。嚢胞性線維症でひどい肺の病気になる一日あたりのリスクは〇・五パーセントである。その数字を黒板に書いた。ジャネルはキョロキョロし、足をパタパタさせはじめた。

「治療をすれば、〇・〇五パーセントになる」彼は続けて数字を書いた。「だから、実験すれば、九九・五パーセントの確率で健康でいるのと、九九・九五パーセントの確率で健康でいるのとの違いが見えるわけだ。ほとんど違いがないように見える、でしょ？　どの日をとっても、ほぼ一〇〇パーセントの確率で健康なわけだ。しかしね……」間をおいて、一歩私の方に近づいてきた。

「ここに大きな違いがある」計算式を書きはじめた。

「一年間を通じてみれば、違いは八三パーセントの確率で病気を起こさずやりすごせるか一六パーセントかの違いになる」

彼はジャネルの方を向いた。

「どうやれば一生健康でいられる？　どうやれば、お年寄りの患者になれる？」彼女は足を動かすのをやめた。「約束しているわけじゃない。確率を教えているだけだよ」

この短い話のなかに、ワーウィックの考え方の中核を見た。ワーウィックにとって、卓越というものは、日々の九九・五パーセントの成功率と、九九・九五パーセントの成功率との間の違いを知ることから来るのだ。野手がフライをキャッチすること、マイクロチップを製造すること、小包を配達することなど、おおよそ人のなすことの多くは、これによく似ている。医学が他と違うのは、ただ、この小さな差のなかで人の命が失われることだ。

ジャネルにとってのこの差の理由を見つけるためにワーウィックは続けた。とうとう、ジャネルが新しい彼氏と付き合い出したことがわかった。新しくバイトも始め、夜に働いていた。彼氏はアパートに一人暮らししていて、彼女は夜はたいてい彼のアパートか友達の家で過ごしており、治療を受けるために自宅に帰ることも滅多になかった。学校では、新しい決まりとして、日中に薬をもらいに保健室に行くことになっていた。それもサボっていた。

「保健の先生がとっても、うるさいの」

さらに飲んでいる薬と飲んでいない薬があることもわかった。飲んでいるうちの薬の一つは、彼女にも効果がはっきりとわかったからである。ビタミンも飲んでいた。「なぜビタミンを?」「だって、かっこいいもん」他は無視していた。

ワーウィックは取り決めをした。学校が終われば毎日家に帰り、呼吸の治療を受けることと、親友とそれを約束することとした。重要な薬は鞄やポケットに入れておいて自分自身で飲むことにした。(「保健の先生は?」「そうさせてくれないわ」「じゃあ、黙っときなさい」といった。彼女の反抗心を器用にセルフケアに変えたのだった。)結局、ジャネルは取り決めにオーケーを出した。しかし、もう一つ大事なことがあった。失地回復のために、二、三日病院に治療に来ないといけないと医師は言った。彼女は先生を見つめた。

「今日から?」

「そう、今日からだ」

「明日は?」

「君も私も失敗したんだよ。ジャネル。失敗したとき、それを認めることも大事だよ」

そのとき、彼女は泣きはじめた。

集中力と積極性と創意工夫の組み合わせがワーウィックを特別な存在にしている。自分の患者について深く考え、患者に要求する。その場の思いつきで変えることもいとわない。二〇年前、教会で合唱を聞きながら、自分の患者の診察をどうすれば改善できるか、思い悩んでいたとき、新しい聴診器を思いついた。彼はそれをステレオ聴診器と呼んだ。それは先が二つに分かれていて、それによって生じる音の遅れのために、肺の音がステレオで聞こえるものである。エンジニアを雇って実際に作らせた。ジャネルの肺の音も、これを使って聞いていた。片方を右肺に置き、もう一方を左肺におけば、肺のそれぞれの部分が、どうなっているかを聞き分けることができると主張する。

新しい咳の仕方も発明した。痰を吐き出すために、積極的に咳をするだけでは足りない。ワーウィックはもっと深いよい咳を求めていた。あとで診察室である患者に咳の練習をさせていた。患者は腕を上にあげて、あくびをし、鼻をつまんで、できるだけ深く体を前かがみにした。息を思いっきり吸い込み、そして、背を延ばしながら、咳ですべてを出すのである。(もう一度、もっと強く、とワーウィックは患者を励ましていた。)

約二〇年前に、ワーウィックは胸を叩打する機械式のベストを発明し、それは彼にとってもっとも影響力の強い発明となった。嚢胞性線維症の患者にとって、一番大変なことは、とくに叩打法のような毎日の手間のかかる治療法を続けることである。それは一人だけではできない。胸の一四カ所をそれぞれ叩くというような根気強さを必要とする。これを毎日二回、何年も行うという持続力も必要である。犬の胸の周りに血圧計のカフを取り付け、膨らませたり、へこませたりすることで、肺の分泌物を排出しやすくするという研究に興味を持ち、一九八〇年代の半ばに、今はベストと呼ばれるようになった器具を考案した。片側から二つの空気ホースがついた黒い防弾ジャケットのような形をしている。ホースの先は、圧縮機に繋がり、そこから高頻度に空気がベストに送りこまれる。ある患者がこのベストを着用しながら話をしたが、患者の声はまるでがたがた道を走る車のような震え声をしていた。研究の結果、ワーウィックのベストは叩打法と同じ程度効果があり、より患者に規則正しく使われることがわかった。今日、嚢胞性線維症の四万五〇〇〇人の患者と他の肺疾患の患者がこのベストを使っている。

他の病院と同じく、ミネソタ嚢胞性線維症センターも数人の医師と大勢のスタッフを雇っていた。ワーウィックは毎週ミーティングを催し、患者のケアについて全員の医療行為を見直していた。彼の要求する基準は通常のスタッフなら耐えられないと思うくらいである。軋轢はある。ある医師が言うには、ワーウィックは「仲間の治療プランに対する敬意を欠いている」。一九九九年に部長の座から身を引いたあと、弟子のカルロス・ミラがワーウィックの精神を引き継いだ。患者の肺機能が正常の八〇や九〇パーセントであっても彼らは満足しない。一〇〇パーセントあるいはそれ以上を目指している。子どもの一〇パーセントは、胃に外科的に挿入されたラテックス製のチューブによって補助栄養を受けている。なぜなら、ワーウィックの基準では、体重が足りないからである。そうする必要があるという研究はないが、このセンターの一〇代以下の子どもで死亡した患者はこの一〇年間一人もいない。最高齢の患者は今や六四歳である。

医学において、勇気ある医者がするような場当たり的な実験は危険だとされている。確立した知見に基づくことが、医師の務めである。しかし、患者個人の結果に目をそらさず注目することで、ワーウィックは革新を成功に結びつけることができた。そして、確立した知見に対しては、まるで馬鹿にしている。彼によれば、国の治療ガイドラインは、過去の記録に毛が生えたようなものだ。

「賞味期限をつけた方がいいね」。ワーウィックがもう一人の彼の患者であるスコット・パイパーを訪問したときに同席した。パイパーが三二歳でフェアビューに来たとき、肺機能の八〇パーセントはすでに失われていた。彼は働くことはもちろん歩くこともままならないほど、とても弱っていて、息も続かなかった。一年は持たないと思われていた。それは一四年前のことだった。

「時々、もうこれでおしまいだ。もう無理だって思う日があるんだ」とパイパーは私に話した。「しかし、他のときには六〇歳、七〇歳、もっと行くぞっと思うんだ」

過去数カ月間、ワーウィックは新しいアイデアを試していた。一日二回三〇分間ベストを着用するだけでなく、一日二時間、昼寝中にも着用することである。振動するベストを着けながら寝ることはかなりの慣れが必要である。しかし、しばらくするうちに、パイパーは一番の趣味だったが何年もできなかったボウリングまでできるようになったのだ。一週間に二回あるリーグ戦にも参加した。四ゲーム続けることは無理で、三ゲーム目にはいつもスコアを落としていた。しかし、彼のアベレージは一七七であった。

「どうやればもっとゲームを続けられるのか、何か私たちにできるアイデアはあるか？　スコット」と、ワーウィックは尋ねた。「まあね」とパイパーは答えた。気温が低いとき、一〇度以下で湿度が五〇パーセント以下のときはいい成績が出せていた。ワーウィックはパイパーに温かい日や湿度の高い日、試合をする日はもう一時間ベストを着けたらいいだろうと話した。パイパーはやってみると答えた。

医師の能力は主に科学と技術に依っていると、われわれは考えがちである。ミネアポリスで学んだこと、そして、イラクの前線医学チーム、ポリオのアウトブレークが起こった村、国中の分娩室、その他この本のなかで触れた場所が意味することは、科学と技術は医療の中で改善がもっとも容易な部分だということだろう。一方で、素晴らしい知識と技術を備えた医師であっても、二流の結果しか出せていない。積極性や勤勉さ、創意工夫のような曖昧な要因が与える影響は科学や技術よりも甚大である。シンシナティでもミネアポリスでも医師たちは、同じように能力があり、嚢胞性線維症のデータをよく知っていた。しかし、呼吸の問題もなくとくに大きな失敗もないアニー・ペイジがミネアポリスで治療を受けていたなら、おそらく必ず胃に栄養チューブを入れられ、ワーウィックのチームが呼吸を正常以上にするために追いかけまわしていただろう。

ドン・バーウィックは、好成績の医療実践の細かなニュアンスは特定できるし、学ぶこともできると信じている。しかし、その教えは表に出ない。なぜなら、どこに好成績があるのかだれも知らないからだ。すべての結果を知って初めてどこがベストかを知ることができ、そこから学ぶことができる。もし、私たちがベストなものがどうやってこの結果を出すかについて、純粋に好奇心を持つようになったら、彼らのアイデアは必ず広がるものだとバーウィックは信じている。

シンシナティ子ども病院の嚢胞性線維症治療チームは、今や、それぞれの患者の栄養と肺機能をワーウィックの方法でチェックしはじめた。成績をさらにあげるために、以前よりも積極的になった。しかし、強い情熱を持ちたゆみなく試みを続けるワーウィックのような医師を真似ることが可能かどうかは考えてしまうだろう。嚢胞性線維症財団が治療施設の成績を集めるようになり、二、三年経つと財団の品質改善部長であるブルース・マーシャルが言うようにある一定のパターンが目立つようになった。すべての施設が顕著な改善をみせた。しかし、フェアビュー大学子ども病院ほどの改善を見せたところはない。

「成績ごとに四分割したそれぞれの改善率を見ると、上位二五パーセントに入る施設では改善の進捗がもっとも早い」とマーシャルが言う。「上位グループは財団とたもとを分かつ可能性がある」。何はさておき、ベストの施設は、学習し変化する能力を持っている。そして、他のどこよりもそれが早いのだ。

＊

どれだけ平均がよくなったとしてもベルカーブは消えることはないとわかれば、さまざまな疑問が浮かびあがってくる。治療成績の下位半分の施設にいることを理由に裁判で医師を訴えることができるだろうか。患者にどのような成績かを医師は伝えるべきだろうか。そうすれば患者は転院してしまうだろうか。治療成績が最下位のところはトップのところよりも、収入が少なくなるだろうか。これらの質問に対する答えは、おそらくイエスだろう。

近年、品質に対する支払いへの急速な移行が起こっている。(「平凡に対する値引き」と呼ぶ人は一人もいないが、数が多くなれば同じことである。)メディケアやエテナ、ブルークロス・ブルー・シールドのような保険者は国全体で、今は医師に対する支払いの一〇パーセントかそれ以上をあらかじめ天引きし、事前に定めた品質上の目標を達成したときに支払うようになっている。小腸移植手術を行った外科医への支払いは、あらかじめ定めた成功率を達成しなければ、まったく支払わないことをメディケアは決めた。

そして、このやり方を他の手術や方法にも広げるだろう。当然だが、この決定は医師を不安がらせた。私は一度この概念を初めて聞く医師たちを集めた発表会で出席した。終わり際には何人かの医師が憤慨して文字通り叫んでいた。

「医師の給料は成績によって決まるようになるんだろうか。だれがその成績をつけるのか。いったい全体どうやって⁇」

今日、成果で評価されるのはわれわれ医療者だけではない。消防士や会社経営者、営業マンもそうである。教師も評価されるようになり、場所によっては、成果によって給与が決められる。しかし、そうした成果主義には納得できないとも感じる。どうやっても正しい評価はできそうもない。自分ではどうにもならない状況を考慮していない。間違った使い方をされ、不公平である。それでも事実は事実である。すべての人間の活動はベルカーブに従う。そして、評価の違いは、たいていは何かの意味がある。

私はオーナー・ペイジにこんな場合はどうする？　と尋ねた。囊胞性線維症の医療において、プログラムを世界一にするというシンシナティ子ども病院の彼女と医師や看護師の努力にもかかわらず、プログラムの成績が他と比べて凡庸だと明らかになったら？

「そんなことありえないと思うわ。ここのスタッフはとてもよく働いているし、うちのプログラムが失敗するとは思えないわ」と彼女は答えた。

さらに詳しく聞くうち彼女は、「もし、相変わらず凡庸だとしたら、シンシナティに行きつづけるとは思わないわ」そして、答えたあとまたしばらく考えはじめた。ただ数字だけのために、長年の間一心にケアをしてくれた人たちからアニーを離したいと本当に思うだろうか？　まあ、そうかもしれないけど、同時にことばには言い表せないくらい彼らの努力に感謝していることも、私にわかって欲しいと言った。

このことを考えてしばらくして、私自身、私の手術はベルカーブのどのあたりにいるのか考えはじめた。私の専門は内分泌腫瘍の手術だが、この手の手術をたまにしかしない外科医よりもいい成績を出していると思いたい。しかし、私はワーウィックほどの領域に達しているだろうか。この質問に私は答えなければいけないのだろうか。

自分が成すことについての責任を持つ人にとって、もっとも厳しい質問は自分の成績が平均だった場合にどうするかである。私と同じような経験を持つすべての外科医を集めて、成績を比べ、もし私の成績が最悪だとしたら、答えは簡単である。私はメスを置く。しかし、もし私が五段階評価の三だとしたら、私が働く大勢外科医がいる都市の場合、どのようにすれば私がメスを持つことを合理化できるだろうか。自分自身に対して、だれかが必ず平均なのだからということができる。もし、ベルカーブが真実ならば、大半の医師が平均に収まることも真実である。平均のなかにいることは恥ずべきことではない。

もちろん例外がある。悩ましいのは、平均にいることではなく、そこに落ち着いてしまうことである。平均は大半の人にとって、運命のようなものだとみんなが知っている。外見や収入やテニスのような領域では平均を受け入れていても何も困らない。しかし、自分を治療する外科医や自分の子の小児科医や、居住地の警察署や高校についてはどうだろう。私たち自身の命や子どもの命にかかわるとなると平均に安住して欲しいとは思わない。

パフォーマンス

ある日、手術中にカーテンの隙間から二九歳のレジデントであるマーク・サイモン医師が麻酔を担当しているのに気がついた。簡単な手術だったので、彼とおしゃべりを始めた。嚢胞性線維症《のうほうせいせんいしょう》のプログラムのことを考えているのだと私は話した。最初に思っていたよりもマークにとって切実な話になったことに気づいた。なぜなら、マークは嚢胞性線維症を患っていた。彼とは、何例も一緒に手術を経験し、そして背が低いことと肺の病気を持つ人がするような嗄れた咳に気がついていたのだが、まさか嚢胞性線維症だとはまったくわからなかった。「この病気とはまさに戦いだよ」とマークは言った。医学部の最初の三年間は何とか普通にやれていた。しかし、四年目のときに病気は進行し、四週間入院していた。次の年、ボストンでレジデントをしているとき、六週間入院した。今は、レジデントの二年目を半分終えたところだが、さらに一カ月間の入院が必要になった。二九歳になり、嚢胞性線維症患者の平均寿命がたった三三歳であることを強く意識するようになった。それで、話し合った疑問は次のようなものだった。実験室での科学と現在の医療のパフォーマンスを改善させる努力のどちらが、マークの命を救うだろうか。

たいていの人の答えは、治療法開発のための実験科学になるだろう。一九八九年、嚢胞性線維症の遺伝子を科学者が発見したとき、それが賢明な選択に見えた。二、三年すれば、治療法が見つかると信じられたのである。しかし、劇的な進歩は起こらなかった。マークも私も治療法の望みを捨てたいとは思わなかった。しかし、マークは自分に治療法の開発が間に合うとはまったく思っていなかった。そうではなく、マークの望みは現在知られているノウハウを元にして臨床のパフォーマンスを改善し、変えていく努力に力を注ぐことだと言った。すべてがきちんと行われれば、それがもっと多くの命を救うようになるとマークは信じていた。そして、私も彼に同意した。

言うまでもないが、知識と治療を嚢胞性線維症や小児のリンパ腫、心臓病、人体に異常が生じるありとあらゆる病気にわれわれの知識や治療を展開して行くためには、革新が必要である。しかし、すでにわかっている知識や治療を有効に使っているとは言えない。そして、このような事態を変えるために必要な努力はほとんど行われていない。もし、私たちがパフォーマンスの科学を創り出すことができれば、手洗いや傷病兵、出産において、ここまで伝えてきたように何千人もの命が救われるだろう。実際には、現時点では、医療におけるパフォーマンスを改善するための努力に使われる科学予算は全体のごく一部だけである。今後の一〇年間、パフォーマンスの科学に力を注げば、ゲノム研究や幹細胞治療やがんワクチンなどメディアがニュースに取り上げるようなすべての実験科学よりも、もっと多くの命を救えるはずである。研究費をいくらかけても高すぎることはない。

乳がんについて考えてみよう。一九九〇年以降、先進国における乳がんによる死亡率は約二五パーセント低下した。乳がん登録のデータを使った米国の研究によれば、この減少の最低でも四分の一、おそらく二分の一以上はマンモグラフィー検診の増加によって説明できる。マンモグラフィーによって乳がんがまだ触れることすらできない小さなときに、そして望むらくは広がる前に、見つけて治療することができる。しかし、これがうまくいくために鍵となるのは、毎年一回女性がまじめに検査を受けることである。一年以上間隔があくと、知らないうちに乳がんが生まれ、成長し広がる時間を許してしまう。

毎年マンモグラフィー検査を受ける女性がどのくらいいるだろう。[1] 五年間で見れば、七人に一人である。一〇年以上でみれば、一六人に一人である。理由はさまざまである。女性のせいにされることが多いが、背景にある重要な要因はマンモグラフィーを受けるために必要な時間や不快感、病院が便利なところにあるか、健康保険に入っていない人にとって費用はどのくらいか、どのくらいの頻度で通知が送られるかである。乳がんの新しい治療法の研究開発のために、一年に一〇億ドルに近い費用を米国政府と私的財団が使っているが、マンモグラフィーを受けやすくする方法の改善にはほとんど使われていない。しかし、どの研究を見ても、マンモグラフィーという一つの検査がもっと定期的に使われることで、乳がんによる死亡を三分の一減らせることを示している。そしてこれは、医学のパフォーマンスを改善すれば何ができるかのほんの一例にすぎない。

しかし、私自身、米国以外の国での医療実践のことを考えるまでは、パフォーマンスの改善による可能性を完全に見抜いていたとは言えなかった。こうした国では人の命を救うために必要なものは遺伝子研究ではなく、パフォーマンスの改善にこそある。二〇〇三年、外科医のトレーニングを終えてすぐに、臨床を本格的に始める前に、外科医として父祖の地であるインドを訪問することにした。二カ月の旅の間に、インド全国の六カ所の公立病院で働いた。二千床を持つ高機能病院から田舎の貧相な病院、そして普通の総合病院まで、一カ所に一、二週間滞在した。

私の訪問した病院の一つがウティにある地域病院で、その村は父の出身地である。マハラシュトラ州のムンバイから東に六五〇キロ離れている。私がポリオ掃討作戦を取材したカルナータカのまっすぐ北に位置する。父方の親戚の大半はここに住んでいる。父は一三人きょうだいの一人であった。みんな、農夫である。サトウキビや綿花、ジュワールと呼ばれる麦の一種が換金作物である。点滴灌漑のおかげで一年に二回作物を収穫できるようになり、私の父からの送金と合わせて、ある程度豊かな生活ができるようになっていた。ウティの道路は舗装され電気も通じていた。数軒の家には水道も引いてあった。栄養失調は昔の話である。村人が病気になったり検査が必要な場合には、一週間に一回程度医師が巡回するプライマリケアクリニックに行く。マラリアや下痢の場合には、医師は隣のウマルケッドにある小さな病院に患者を送る。それよりもっと重症な場合には、一一〇キロ離れたナンデッドにある地域病院に患者は送られる。腎臓結石のために私のいとこもそこに搬送された。

ナンデッド病院はウティのような村が一四〇〇集まった、人口が二三〇万人いる地域にただ一つだけの公立病院である。病床数は五百、手術室が三、そして私がいたときには外科医は九人だけだった（カンサス市に外科医が九人だけだと想像して欲しい）。四階建てのビルが二つあり、コンクリート作りでベージュ色のしっくいで塗られていた。毎朝、何百人もの患者が殺到するなか、外科医が病院に到着する。患者のうち最低二百人は、外科を受診する。外科病棟は満床である。他科からのコンサルテーションの呼び出しはひっきりなしである。九人の外科医はどうやってこなしているのだろうか。どうやってヘルニアや腫瘍、虫垂炎、腎臓結石の処置を行い、寝たり食べたりする時間も確保し、生き延びているのだろうか。彼らの日々の戦いはパフォーマンスの改善である。

ナンデッド病院の診察室はインドのどこにでもあるようなものだった。真夏の暑さのなかでさらにオーブンのなかにいるようだった。壁のペンキは剝げ落ち、ボロボロだった。流しは茶色に染まり、蛇口は水が出なかった。金属製の机と椅子、うなりをあげる扇風機、重しの下に置かれた処方箋、そして常に数人、ときには八人の患者がわれもわれもと診察を求めていた。診察は裂け目のある薄いカーテンの内側で行われた。

ある朝、外来でアシシ・モトワ医師の診察に陪席した。三〇代の一般外科医の彼がその日の当番だった。トム・セレクばりの口ひげを生やし、カーキー色のズボンをはき、青いオックスフォードシャツの首元を開いていた。白衣は着ていなかった。ペンと細くきゃしゃな指とウィットだけが彼の武器であった。一時間の間でこれだけの患者を診た。下痢と左上腹部の腫瘤と体重減少を訴える六〇歳の農夫。臍の上をナイフで刺されたあとが熱を持ち、腫れて膿が出ている一〇代の少年。右の上腹部の痛みを訴える三人の患者、そのうち二人は持ってきた超音波検査結果によって胆石と診断されていた。恥ずかしがりの三一歳の人力車の車夫、顎にできたくるみ大のがんのためにやってきた。ターバンを巻き足を引きずった七〇歳の男性は、右の股にできた痛みのある嵌頓《かんとん》ヘルニアを見せるためにズボンを下ろしていた。父親が七歳の息子を連れて、直腸脱を診てもらいにきた。三〇代の物静かで不安げな婦人がサリーを脱ぎ、乳房のなかで子どもの拳ほどの大きさになったがんを見せていた。

モトワ医師は三時間の間に、三六人の患者を診た。この混乱のなかでも彼は冷静だった。口ひげを人差し指と親指でなでつけながら、患者が差し出してくる紹介状に静かに目を通していた。そして、ゆっくりと穏やかな声で話し、それで患者は注意深く彼の話を聞くようになっていた。無愛想とも見える。しかし、どの患者もわずかな時間であっても、手を抜かず診ていた。

完全な診察や問診、説明の時間はない。瞬時の研ぎ澄まされた臨床的な判断だけが頼りである。数人の患者をレントゲンと血液検査に送った。他の患者はその場で診断をつけた。一〇代の少年の膿みを排出させるためにレジデントを呼び出した。別のレジデントには胆石とヘルニアの手術の予約をするように指示を出した。下痢と腹痛の女性には駆虫剤を持たせた。

私がとくに感銘を受けたのは進行した乳がんの治療だった。インドに着くまで、進行した乳がんの治療というものは、化学療法や放射線療法、外科手術などの複雑で高額な治療が必要だと思い込んでいた。そして、インドではこのようなことは不可能であり、医師は家に帰らせて死なせるだけだと思っていた。しかし、ここの外科医はそんなことはしなかった。そのまま帰らせるなど、ありえないことだった。その代わり、すぐに患者を入院させ、モトワ医師自身が化学療法を開始した。ここで化学療法を安全に行えるなど見当がつかなかった。欧米では、腫瘍科医だけが行える難しい治療なのである。しかし、インドの製薬メーカーは大半の薬の廉価版（海賊版）を製造しており、私の行ったインドのどこでも、サイクロフォスファマイド、メトトレキセード、フルオロウラシルを即席の調剤室の椅子の上で外科医自身が調合し調整することを学んでいた。必要上の妥協はある。豊かな国でするような合併症予防のための血液検査はやらない。薬のせいで静脈をつぶすことを防ぐために、中心静脈から流すようなことをせず、腕の末梢の静脈から点滴を行う。しかし、何とかやってしまうのである。放射線療法が必要な患者についても同じようなことが言える。米国では一九五〇年代に使われていたような代物だが、コバルト六〇の装置が使えるときには、外科医は自分で放射線療法の照射計画を立て実施する。腫瘍が縮小すれば手術も行う。方法は違うが、教科書的な治療である。

しばらくするうちに、外科を受診する患者の抱える問題は何ら特別なことではないということに気がついた。これはこれ自体でも興味深い。私の父の村の外にある病院では欧米では滅多に見ないような病気、たとえば、飲料水から移る下痢、結核、マラリアなどの患者が全体の半分であった。このような病気で亡くなる患者はごくまれだった。プライマリケアの相当な改善があり生活水準はよくなっていた。インドの平均寿命は二〇—三〇年前は三二歳だったが、現在では六五歳になっている（私が行ったとき、叔母は八七歳と九二歳でまだ畑に出ていた。祖父は一一〇歳でとうとう亡くなった。バスから転んで脳出血を起こしたのである）。コレラやアメーバー症は発症しても治ってしまう。そして欧米人がかかるのと同じような病気にインド人もかかる。胆石、がん、ヘルニアや交通事故である。インドにおける死因のトップは虚血性心疾患であり、呼吸器感染や下痢疾患ではない。そして文字が読めない人ですら、医学によってこのような病気から救われることを知っている。

しかし、医療制度はこうした疾患を扱うようにできていない。感染症を主な対象としているのである。インド政府の公立病院に対する年間予算は、前にも書いたが、一人当たり四ドルだけである。感染症に対しても悲しいほどわずかだが、心臓発作のような病気のためには、不可能なほど足りない。栄養やワクチン、衛生の改善が外科や他の高価な専門的医療よりも依然として優先順位が高い。一方、手術を必要とする勢いは止まることがない。その日の朝、ナンデッド病院の外科医が診た二五〇人のうち最低でも五〇人は手術を必要とした。手術室のスタッフはいるが、一日に一五人の手術しかできない。みんな、待機しないといけない。

行った先のどこでもそうであった。デリーにある全インド医学研究所で客員外科医として三週間を過ごした。インドの標準からみるとデリーは大きく豊かな都市である。ブロードバンドインターネットやATM、ショッピングモール、六車線の舗装道路を牛や人力車で渋滞したなかをホンダ車やトヨタ車が走っている。全インド医学研究所は、インド国内でもっとも資金力がありスタッフも多い公立病院である。そこでも、手術待機リストがあった。ある日、そのリストを管理しているシニアレジデントと過ごした。厚いカバーのついた予約リストを持ちながら、この仕事は嫌いだと彼は言った。彼の所属する三人の外科医のなかの一人は四百人の待機リストがある。もっとも長い患者で六カ月待ちである。レジデントとしてはがんの患者を一番最初に持ってきたいのだが、大臣や経営者、議員からの手紙とともに患者が自分の優先順位を上げて欲しいと常に訴えてくる。やむなく、要求に応じてコネのない人たちを後回しにしたりリストから外してしまう。

ナンデッドの病院には待機リストのような正式なものはない。単にもっとも緊急な症例を入院させ、空き次第手術をしているだけである。結果的に三つの外科病棟は患者で溢れている。それぞれの病棟に、六〇台の金属製のベッドが並んでいる。一台のベッドに二人が寝ているときもあれば、ベッドとベッドの間の汚れた床に寝ている者もある。ある日の男性病棟の様子である。絞扼性ヘルニアの術後で回復中の老人と穿孔した胃潰瘍で深夜に手術を受けた若い男性、メガネをかけた五〇歳のシーク教徒の男性がいた。シーク教徒は先週入院し、膵臓にできた炎症性シストが摘出されるのを待っていた。三人の反対側には七〇代の男性がしゃがんでジッとしており、出血の止まらない直腸がんの切除を待っていた。二人の男性が一つのベッドに寝ていた。一人は車にはねられた歩行者、もう一人は大きな石が膀胱を塞いだためにカテーテルが入れられた農夫である。外科医たちはとにかく一日手術をし、夜の担当者につないでいるだけである。

外科医らが直面しているのはそんな大勢の患者のことだけではなかった。どこでも、資材の不足にも悩んでいた。米国ならあって当然の基本的な物品さえ、ここにはなかった。あるべきものがないために、三五歳の男性が本来なら治療可能な肺虚脱のために亡くなるのを見た。私が訪問した大きな私立病院の救急救命室でのことである。男性がどの程度、外で待っていたのかはわからない。しかし、男性の紹介状を手にした外科のレジデントと一緒に患者を診たとき、患者はベッドの上に座り、膝を曲げて、呼吸は一分間に四〇回、不安な目をしていた。胸のレントゲン写真は左肺に大量の胸水が写っていた。胸水のために、肺がつぶれ心臓と気管が右側に押しやられていた。脈も速かった。頸静脈は膨れ上がっていた。ただちに胸水を吸引し、肺を広げる必要があった。しかし、この単純な治療がわれわれの能力を超えていた。

レジデントは、注射針で胸水を抜こうとしたが、感染のために胸水の粘度が高くて針では抜けなかった。胸腔チューブを刺す必要があった。このチューブは本来ならば廉価で基本的な資材である。ところが欠品していた。レジデントは患者の兄弟に処方箋を渡し、チューブを買いにやらせた。うだるように熱い夜中に、医療資材店を探して走り回った。信じられないことに一〇分後、まさにわれわれが必要としていた二八番フレンチ直管胸腔チューブを兄弟は持って帰ってきた。インドのどの病院でも医療材料の不足はあたりまえのことであり、薬からペースメーカーまであらゆるものを売っている屋台のようなものが病院の前に立ち並んでいる。

胸腔チューブを刺すために患者を処置室に移したときには、今度は、メスのセットがなかった。レジデントは看護師に探しに行かせた。その間、私は患者の胸部を圧迫していた。レジデントがようやく肋骨の間にメスを入れ、膿性胸水を出したときには、呼吸と脈が止まってから一〇分は経過していた。もう、今さらというときだった。男性は死亡した。

資材の不足が明らかな原因である。千床の病院だが、パスルオキシメーターも心臓モニターもなく、血液ガスも測定できない。公立病院は患者から金をとらないことになっているが、資材不足のために、薬やチューブ、検査キット、ヘルニア修復のための補強材、医療用のホチキス針、縫合用の糸などを患者自身に調達させなければならない。ある田舎の病院では、三〇キロの距離をバスと徒歩で通院してきた、肛門の腫瘤のための直腸出血を起こしている八〇歳の男性を診た。病院には直腸診に必要な手袋や潤滑用のゼリーがなかったために、医師は処方箋を渡した。その二時間後によろよろと男性はその二つを手にしてやってきた。

こうした問題は資金不足以外にも問題がある。同じ病院で、三五歳の男性が亡くなるのを見た。基本的な資材がなかったのである。救急病棟には二人の看護師しかおらず、当たりは汚物で汚れているが、そこには何万ドルもかかる最新型のヘリカルCTと高価な血管造影設備が備えられていた。基本的な医療資材や衛生を確保するよりも、新しいMRIスキャナを確保する方が簡単だと何人もの医師が言った。

こうした器械は近代医学のシンボルになっている。しかし、そのような考えが医学の成功の本質を見誤らせる原因になっている。医療機器を持っていても治療にはならない。個別の問題についてごくありふれた委細を理解することこそが治療なのである。インドの健康制度は根本的かつ巨大な困難に直面している。新しく突然現われた今までよりも複雑な病気に合わせなければならないのである。そこで必要なものは、単純なお金よりも合理的で信頼できる組織である。インドの外科医にとっては、組織も金も不足している。

このような状況はインドだけのことではなく、今の時代の一番の難題である。東南アジア全体で人口構成が急速に変わってきている。[2] パキスタンやモンゴル、パプアニューギニアでは平均寿命が六〇歳を超えた。スリランカ、ベトナム、インドネシアでは七〇歳以上である。対照的だが、エイズのためにアフリカの平均寿命は五〇歳以下という悲惨な状況にある。インドではがんや交通事故、糖尿病や胆石のような問題が増加している。アジアでは心臓病で死ぬ人がもっとも多い。新しい実験科学では命は救えない。パフォーマンスを改善する科学こそが必要である。しかし、どれだけ経済が成長してもどこの政府もこのことを認識していない。外科医はペンと繊細な指とウィットを持って、制度の機能不良と増えつづける患者のなかで何とかやっている。

こうした現実がやる気をくじくことは、疑いない。インドの医学会は現状を前にして諦めきっているようである。私の会った外科レジデントの全員が患者から直接現金を受け取る私立病院に移りたいと望んでいた。（公立病院の機能不全のために金持ちの患者が大勢私立病院に行くようになっている。）あるいはトレーニング終了後、海外に行きたいという。私も彼らの立場にいたら同じことを考えるだろうと思う。スタッフの外科医も同じような脱出を考えていた。同時にみんな、耐えられないと思いながら自分のできる医療と妥協していた。

しかし、こうした状況にもかかわらず、外科医たちは見ていて驚異としか思えない能力を発展させつづけていた。米国でトレーニングされた外科医として、インドに行く前に私は二、三は教えることがあるだろうと考えていた。しかし、インドの平均的な外科医の能力は、私の知る欧米の外科医のそれを超えていた。

「膀胱結石をとるとき、君ならどの方法を選ぶ?」とナグプル市のある外科医が聞いてきた。

「私の方法ですか……、泌尿器科医を呼ぶことですね」と答えた。

ある日の午後、ナンデッド病院の回診で、こんな患者たちを見た。前立腺肥大による膀胱下閉塞の治療が成功した男性、大腸の憩室炎、胸部の結核性膿瘍、鼠径ヘルニア、甲状腺腫、胆嚢疾患、肝臓の腫、虫垂炎、腎臓鹿角結石、右手のがん、鎖肛再建術を完璧に処置された新生児である。教科書と周りからの助言だけで通常のインドの地域病院の外科医たちは驚くべき技を磨いているのである。

どうしてこんなことが可能なのだろうか。外科医自身にはどうしようもないことがたくさんある。多すぎる患者、貧困、機材の不足。しかし、自分自身の技術のようなコントロールできるところでは、改善を追い求めていく。世界の医学知識と進歩の一翼に自分たちもいることを理解している。そしてさらに自分たちは世界に追いつけると信じている。おそらくこれは、ナンデッド病院の外科医たちの仲間意識の賜物だと思う。私がいた日は毎日、午後に外科医たちは暇を見つけては病院から通りを隔てたカフェで休憩していた。一五―三〇分、お茶を飲みながらその日のケースについて意見を交わしていた。何をしたのか、どういうふうにしたのか。このやりとりが単純に一日をこなすだけでなく、さらに高みを目指すように彼らを突き動かしているように見えた。一度決心すればどんなことでもできると、グループ全体で信じているように見えた。実際、外科医たちは、自分たちが世界の一員であると信じているだけではなく、世界の医学の進歩に貢献できると信じていた。

ナンデッドで見たつらいことのなかに、信じられないほど多数の穿孔性消化性潰瘍の患者がいた。私の八年間の外科トレーニングの間に、胃酸で小腸に穴が開くほどの重症の消化性潰瘍を見たのは一人だけだった。ナンデッドの人々は激辛の食事をしており、患者は潰瘍が悪化してから何時間もかけて病院に到着するため、その間に強い痛みとショック状態にまで陥ってしまう。患者が到着するなり、すぐに手術台にのせる必要があり、腹部の中央を切開し胆汁色の感染した腹水を洗い、十二指腸の穴をふさがなければならない。これは侵襲の大きな手術であり、しばしば、亡くなってしまうこともある。それでモトワ医師は並はずれたことを始めた。新しい方法を発明したのである。穿孔性潰瘍を腹腔鏡で修復するのである。一センチにも満たない切開で四五分間で終わらせてしまう。この話を米国に帰って仲間にしたら、みんな、絶対不可能だ、信じられないと言った。

モトワは潰瘍の問題を長年考えつづけて、もっといいやり方ができるという結論に至った。彼が所属する部門で古い腹腔鏡機材を安く買うことができた。助手が個人的に機材を清潔にし、いつも使えるようにしておいてくれた。時間が経つにつれ、モトワの技は磨かれた。彼の手術を見せてもらった。エレガントで素早かった。彼はランダム化比較試験も行って、結果を学会で発表した。彼の腹腔鏡手術は標準的な手術よりも合併症が少なく、回復もずっと早かったのである。マハラシュトラの田舎の塵に覆われたところで、世界でももっとも有能な潰瘍外科医になったのである。

医学における真の成功は他の領域でも同じだが、容易ではない。意志と細部に対する注意、想像力が必要である。インドで私が学んだことは、世界中どこでも、だれにでも、可能だということだ。インドよりも困難な場所は、二、三しか思いつかない。しかし、目を見張るべき成功がそこにはあった。そして、そうした成功の始まりは、驚くほど単純である。問題を認識する意志と何とかしようとする決意である。

有効な解決に達するためには、のろのろとして困難な過程を逃れることはできない。しかし、私が見たものは、改善は可能だということ。天才は不要である。勤勉さが必要だ。道徳的な潔癖さが必要である。創意工夫が必要である。そして何よりも、やってみようとする意志が必要である。

ある日、一歳の男の子が大混雑したナンデッドの外科外来に親に連れられてきた。貧困と大混雑にまみれた病院のなかで、恐怖と絶望に打ちのめされながら、希望を求めて必死な親の表情は目を引いていた。幼児は母親の腕のなかで異様に大人しかった。目は開いていたが、不自然なまで関心や反応を示さなかった。呼吸は安定し、努力性ではなかったが、異常に早く、まるで回転の早すぎるポンプのようだった。母親によれば、机の向こうに飛ぶぐらいの激烈な嘔吐の繰り返しがあるということだった。小児科医は頭囲の拡大に気がつき、体の大きさからみて頭が大きすぎたことから仮の診断をつけていた。頭部レントゲン写真で確認された。重度の水頭症である。脳からの排出がブロックされている先天性疾患である。脳脊髄液がゆっくり溜まり、頭蓋骨が次第に大きくなる。同時に、脳自体も圧迫される。脳と頭蓋骨から液を排出させる新しい出口を手術で作らなければ、嘔吐から始まり、失明、傾眠、昏睡、そして死に至る。しかし、適切な手術が行われれば、子どもはまったく正常に生き延びる。このため、小児科医は外科に幼児を送ってきたのだった。

外科部門には脳神経外科医はいない。必要な器具もない。頭蓋骨に穴を開けるのに必要なドリルも、脳から皮下を通じて、腹腔に液を一方向だけに流す滅菌されたシャント用のチューブもない。しかし、そのままその子を死なせることは外科医の望むことではなかった。必要な器具を父親に伝え、父親は近くの市場からなんとかして、似たものを一五〇〇ルピー（約三〇ドル）で探し出してきた。完全とはいえない。チューブは長すぎて、滅菌されていなかった。しかし、外科部長のP・T・ジャムダードは手術を引き受けることに同意した。

翌朝、子どもは手術室に搬送された。私にとってはナンデッド病院の最後の日であり、手術を見学することにした。安価かつ効果的な麻酔薬であるケタミンの注射で麻酔科医は子どもを眠らせた。看護師がカミソリで男の子の右側頭部の毛を剃り、ヨード系消毒剤で頭から臀部までの皮膚を拭いた。術野だけが見えるように、滅菌された布を外科レジデントが子どもにかけた。一つだけしかない手術灯の下に、小さなトレーがあり、そこに看護師が手術器具を並べた。銀色に輝いた器具は、私から見れば、この手術にはまったく合わない代物だった。そのため、小さな裂傷を縫合するだけでも、私が普通にやる場合よりも、ジャムダードは一手間多かった。メスをとり、耳から三センチ上の皮膚と薄い筋肉を三センチの長さで切開した。通常、小血管を抑えたり、縫合するために使うハサミの形をした金属製の止血器をとり、外に露わになった子どもの白い頭蓋骨にその先をゆっくりねじ込みはじめた。

最初は何も起こらなかった。止血器の先は、硬い骨の表面で滑るばかりだった。しかし、回したり、削ったりの一五分間の奮闘のあと、ひっかかりに当たるようになり、頭蓋骨に小さな穴があいた。さらに止血器で穴を拡げた。一方で、止血器の先を滑らせて露わになった脳に突っ込んでしまわないように気をつけた。穴が十分に大きくなったところで、脳と頭蓋骨の間にチューブの片側を滑りこませた。チューブの反対側は首から胸の皮膚の下を這わせて、腹部まで届くようにした。そのまま腹腔に差しこむ前に、ジャムダードは一息おいて、新しくできた水路の先から、脳脊髄液が垂れてくるのを確認した。水のように透明で美しい液が落ちてきた。完璧である。彼は諦めなかった。それが少なくとも一人の子どもの命を救ったのである。

あとがき――ポジティブな逸脱をするための提案

二〇〇三年一〇月、インドから帰国し、ボストンでの一般・内分泌外科医としての生活を正式に始めた。月曜日、病院の三階にある外科病棟の患者を診る。火曜日と土日も時々、救急当番をする。水曜日、フェンウェイパークから一つ通りを隔てたところにある外来クリニックで患者を診る。木曜日と金曜日、手術室で外科手術をして過ごす。規則的な生活であり、それをありがたいことだと受け止めている。しかし、それでも、思いもよらなかったことがよく起こる。一人の人間が世界のなかで占められる場所がどれだけ狭いかを示している。われわれのほとんどは、そしてほとんどの時間の間、インド南部での四二〇万の子どもたちに対するポリオの掃討作戦の計画や前線にいる兵士の生命を救う手段の発明とは縁遠いところにいる。われわれがやっていることはもっと地味なことだ。月曜日の午後、私は診察室で、X婦人と胆石のことと、Y氏と痛みを伴うヘルニアのこと、Z嬢と乳房の腫瘤のことを考えなければならない。医療は小売業である。一時に相手できるのは一人だけである。

自分のことを端役だと信じたい医者はいない。ざっくり言えば、医者には六六〇〇以上の危険性のある薬を処方する権限がある。メロンを切るように、ヒトの体を切り開くことが許されている。近いうちに、ヒトのＤＮＡを操作することも許されるようになるだろう。人々は自分の命をかけて、一人の医師に頼る。それでもなお、一人の医師は、米国民ができるだけ長く健康に生きることを援助する仕事を課せられた八一万九〇〇〇人の医師団のなかの、たった一人にすぎない。これでもまだ一人の医師の力を大きく見積もりすぎである。同じ仕事をする人たちのなかには、二四〇万人の看護師、三三万八〇〇〇人の医療助手、二三万二〇〇〇人の薬剤師、二九万四〇〇〇人の検査技師、一万二一〇〇人の救急救命士、九万四〇〇〇人の呼吸療法士、八万五〇〇〇人の栄養士も含まれるのである。

こんなふうに考えると、医師が自分自身を、まるで機械のなかの白衣を着た歯車であるかのように感じてもおかしくない。この機械はきわめてよくできているが、機械であることには変わりがない。平均的な米国人は七〇―八〇歳まで生きることが普通である。その年齢かさらにそれを越えて生きられるかどうかは、だれか一人だけの力によるのではなく、何百万という人々によるシステムの力に頼っている。どんな医師であっても、置き換えが効かない、ということにはならない。そう考えれば、私はどれだけ役立っているの？　と疑問をもつようになってもおかしくない。

あるとき、医学生に講義をする機会があった。ある講義中に、この疑問の答えを探してみようと思い立った。医学生のためでもあり、私自身のためでもある。五つの答えを思いついた――価値のある違いをどうすれば生み出せるか、言い換えれば、どうすればポジティブな逸脱をできるか、それについて五つのアドバイスを考えたのである。以下が私が医学生に伝えたことである。

＊

最初のアドバイスは、私の好きなポール・オースターのエッセーから引いている。[1]「筋書きにない質問をしなさい」。医師の仕事は見知らぬ人に話しかけることである。ならば、その見知らぬ人からいろいろ学んでもいいはずだ。

表面的には簡単なことに見える。では、新患が今、来たことにしてみよう。他にも三人の患者が診察を待っていて、問診票は二ページ残っていて、もう遅い時間になっている。この瞬間、あなたは今手にしているものだけで先に進みたいと思う。痛みはどこか、腫瘤は、他にどんな問題が？ どのくらい続いているのか？ 何か使ってよくなったり、悪くなったりは？ 過去の医学的問題は？ だれでも知っている基本的問診である。

しかし、どの時点でもいいから、患者と時間を共有することを考えてほしい。筋書きにない質問をしてみるのである。「出身はどこですか？」あるいは「どうしてボストンまで来たんですか？」さらには「昨夜のレッドソックスの試合は見ましたか？」深くて重要な質問をする必要はない、人としてのつながりを持てればいい。こんなつながりには興味がないという人もいる。そういう人はただ腫瘤を診てもらいたいだけだ。それならそれでいい。腫瘤を診て、自分の仕事をすればいい。

しかし、たくさんの反応が返ってくることにも気がつくだろう。なぜなら、患者は礼儀を知っていたり、友好的だったり、あるいは人のつながりを求めていたりするかもしれない。そういうことが起こったなら、二文以上に会話が続くように努めるといい。話を聞くのだ。記録も取る。患者は右鼠径部ヘルニアの四六歳男性ではない。患者は四六歳の元葬儀屋で、葬儀ビジネスを嫌っており、鼠径部にヘルニアがあるのだ。

もちろん、対象は患者以外でもいい。バイタルサインを測定してくれる医療助手や回診で顔を合わせた看護師にランダムな質問をしてみるといい。つながりをつくることがいつも役立つわけではない。しかし、こうすれば会った人を覚えることができ、ぼんやりとした有象無象にすることがなくなる。そして、ときどき意外な発見がある。たとえば私の場合、レジデントをしているとき毎日顔を会わせていたパキスタン人の採血専門の技師が、実は二〇年前にはカラチで一般外科医をしていて、子どもの教育のために移民してきたことを知った。無口でいつも襟のボタンを首元まで止めているような看護師が、ジミ・ヘンドリックスとデートしたことがあることを知った。

質問すれば、機械の歯車も違ったように感じられるだろう。

二つ目のアドバイスは、「不平を漏らすな」である。医師にとっての不満の種がつきないことは当然である。未明の呼び出し、無意味な書類の山、コンピューターの故障、金曜日の午後六時にかぎって新しい問題が出てくる。疲れに打ちのめされたらどんな気持ちになるかはだれでも知っている。しかし、医療において、医師が不平を漏らすのを聞くことほど、周りのやる気を奪うものはない。

最近、病院のカフェテリアで外科医と看護師の集団と一緒にランチをしたことがあった。会話の始まりはとても楽しかった。最初は、外科医が最近診た患者のことでおしゃべりし（頭と同じ大きさの腫瘤が背中から飛び出していた男性）、そして、看護師の一人がバニラ味のダイエット・コークを二本飲むのを見物した（予想どおり、コカ・コーラは、この味を製造中止にした。しかし、彼女は買いだめしていた）。しかし、次は、外科医の一人が、胆嚢の重い感染症のために先週日曜日に診た女性患者について、今朝二時に救命救急室から呼び出されたときの苦い話をしはじめた。彼は先週患者に、最初は入院して抗生物質と補液で治療し、炎症が治まるまで待ってから手術した方がいい、と伝えていた。しかし、救命救急室の医師は患者に、その案は危険だ、いますぐに手術した方がいい、と話してしまっていた。「あの救急室の医者は間違っている」と外科医は言う。「間違っているだけじゃない、常識がない。患者に話す前に私に一本電話をかけ、今どうなっているか、どうするか、私と相談すべきだった。あとで、救急室の医者に問いただしたが、まったく謝る気がなかった」この話のあと、その場の他の者からも、同じような失礼なふるまいの話がぞろぞろ出てきた。ランチが終わり、手術室や病棟に戻るときには、みんな怒りと自己憐憫を感じていた。

医療は、試される職業である。それは、疾患の難しさのためではなく、ほんの一部しかコントロールできないような状況で、他人と仕事をすることの難しさのためなのである。医療も野球と同じようなチーム・スポーツである。しかし、スコアボードがあるようなものとは二つの根本的な違いがある。勝負の対象は人命であることと、医療にはコーチがいないことである。後者は些細なことではない。医師は自分で自分のコーチをしなければならない。困難な局面にさしかかったとき、駆け寄ってきてくれるコーチはおらず、医師は自分で自分を励まさなければならない。しかし、医師はそれがうまいとは言えない。会議室や学会場、病院のカフェテリアなど、医師が集うところならどこでも、会話の重心はわれわれを取り囲む災いについての長談義に傾いてしまう。

しかし、これに抵抗しなければならない。災いの長談義はつまらないし、何も解決しないし、人を落ち込ませる。どんなときでも太陽のように明るくふるまえというわけではない。何か他の話ができるように準備しておきなさい。読んだ本にあったアイデア、出会った面白い問題、何もなければ天気の話でもいい。それで会話を続けられるかどうか試してみてほしい。

ポジティブな逸脱をするための三番目のアドバイスは、「何か数えろ」である。医療を通じて求める究極がなんであろうと、この点では医療以外のものでも同じことである。われわれはこの世界についての科学者にならなければならない。もっとも単純化して言えば、これは数えることである。実験室の研究者はペトリ皿に載った細胞のなかから、特定の遺伝子異常をもったがん細胞を数える。同様に、臨床医も治療で合併症を生じた患者の数を数えられる。決まった時間に何人の患者を診たか、何人が外で待っていたかでもいい。数える対象は重要なものでなくていい。研究費も要らない。何を数えるかについてただ一つの要件は、それがあなたにとって興味を惹く対象だということだけだ。

私が外科のレジデントだったとき、手術後に患者さんの体内に器具やガーゼなどを置き忘れることがどのくらいあるのか数えはじめた。(2) 滅多に起こらない。手術一万五〇〇〇回に一回の割合で起こることを発見した。もし起これば、重大なことになる。ある患者の体内に三〇センチの開創鉤が取り残され、そのせいで小腸と膀胱が損傷された。別の患者の脳内には小さなスポンジが取り残され、それが膿瘍を作り、てんかん発作の後遺症を起こした。

そこで、決められたようにガーゼの数を数えることを看護師が怠ったからなのか、看護師が数が不足していると警告したのに医師が無視したからなのかを知りたいと考え、ミスが起こる原因の数を数えてみた。どちらも滅多に起こらないことがわかった。そうこうするうちに、もっと洗練された数え方をするようになった。器具が体に残された患者と、そうならなかった患者とを比較するようにしたのである。こうしたミスは緊急手術を受けた患者や、予定外の方法による手術を受けた患者、たとえば、虫垂炎の手術をするつもりで開腹したらがんが見つかった場合に圧倒的に多いことを発見した。

数字に意味が見えてきた。五〇枚のガーゼと二、三百の器具を看護師が手術中に数えておかなければならないとしよう。これだけでもミスなしに行うのは大変である。それがさらに緊急状況だったり、手術が途中で変更になり、他の器具を新たに持ちこまなければならないとなると、さらに大変なことになるのは理解できる。こうしたとき、私たちがやりがちな、ミスを犯した者を罰するというやり方では問題を減らせないことにも気づいた。技術的な解決だけが減らしてくれる。そして、器具やガーゼの動きを自動的に追跡できる機械を他の同僚とともに私も使うようになった。

何かを数えて、その結果が興味深いと思ったならば、あなたは面白いことを学ぶことになるだろう。

私の四つめのアドバイスは「何か書け」である。無理なことをしろというつもりではない。ブログに数節書いたり、医学雑誌に論文を投稿したり、あるいは文学同好会で自作の詩を披露したりなど何でもいい。とにかく書きなさい。完璧を目指す必要はない。あなた自身の世界を観察してくれる他人を加えることだけが必要である。

たとえ、控えめなものでも、書くことによる貢献の効果を見くびってはいけない。物理学者ジョン・ザイマンから引用して、ルイス・トーマスが述べたように、「「ちりぢりバラバラ」な科学的業績を系統的な出版にまとめるシステムの発明は、近代科学史において鍵となる出来事である」(3)。控えめな貢献でもそれを大勢からまとめれば、個人技では絶対にできないようなパワフルなノウハウの集積ができあがる。これが科学の内側でも外側でも真実なのである。

また、書くという行為自体の力を見くびってもいけない。医師になるまでは私自身が書いていなかった。しかし、いったん医師になると、書く必要があると気づいた。医療は複雑だから、知的というより、身体的な苦労を強いる。医療は小売業だから、医師は自分のサービスを一人、また一人と一人ずつに提供しなければならず、単調でつらい仕事にもなる。なんのためにやっているのか大きな目的を見失うこともあるだろう。しかし、書くという行為は、仕事から一歩身を引き、問題を見通す機会を与えてくれる。度をすぎた怒りに駆られたときでも、書くことによって、思慮深さをある程度は保てる。

そして何よりも、たとえ小さなことでも、読み手に周りの大きな世界の一員という感覚を与えてくれる。ニューズレターに何か思いついたことを少し書いてみるといい。そうすればあれこれ神経質に考えはじめていることに気がつくだろう。「他の人は気づいてくれるかな？　みんなはどう考えるだろう？私は何か馬鹿なことを言っていないか？」読み手とはコミュニティーのことである。文字になったことばはそのコミュニティーのなかの一員になったという宣言であり、そしてそのコミュニティーに今後も何かで貢献するというやる気の表れでもある。

だから、読み手を選びなさい。何かを書きなさい。

私の五番目のアドバイスは、これは医療者としての人生についての最後のものになるが、「変われ」である。他の領域でもそうだが、医療において、新しいアイデアに対する対応には三つある。一部が、マーケティング業界でいうアーリーアダプター（初期採用者）になる。大半が後期採用者になる。そして、残りはずっと疑いつづけ、変化に抵抗することを止めない。医師はこの三つのスタンスのどれでも、とる理由がある。ジョナス・ソークが新しいワクチンを四〇万人の子どもに試したとき、戦場の外科医が出血は止まったが腹部は開いたままで、手術もやりかけの兵士を最初にラントシュトゥールに移送したとき、ワレン・ワーウィックが嚢胞性線維症の子どもに通常より多い栄養チューブを刺しはじめたとき、だれがこのアイデアを本当にいいアイデアだと言えただろうか？　医療には悪いアイデアの例がたくさんある。前頭葉ロボトミーが一時期、慢性疼痛のコントロールのために行われた。バイオックス（メルクが発売したCOX^{2}選択的阻害剤、関節炎治療薬。二〇〇四年、メルクは自主回収に追い込まれた）は心臓発作の原因になった。バイアグラは、最近わかったことだが、部分的視野欠損を起こす可能性がある。

しかし、それでも自分自身はアーリーアダプターになりなさい。変化するためのチャンスをさがしなさい。すべての新しいトレンドを追いかけろというのではない。今やっていることの不十分さを努めて認めるようにし、そして解決法をさがすようにしなさい。いくら成功したとしても、不確定性と失敗はいつまでも医学につきまとう。それゆえ、医学は人間的である。時には痛みを伴い、時にはやりがいがあるだろう。

医師の決断は不完全なものにならざるをえないが、それが人命を左右する。この現実があるから、他人と同じことをするのが一番安全だと人は思いがちである。医療という機械のなかの白衣を着た歯車になるわけである。

しかし、医師はそうなってはいけない。社会に対するリスクと責任を他のだれかに押しつけてもいけない。何か新しいことを試し、何か変えてみなさい。何回成功し、何回失敗したかを数えなさい。それについて書きなさい。どう思うか人に聞きなさい。そして、会話がどこまで続けられるか試してみなさい。

引用文献

手洗い

（1）米国疾病予防管理センターで刊行された J.M. Boyce, D. Pittet : Guidelines for Hand Hygiene in Health-Care Settings. (*Morbidity and Mortality Weekly Report*, October 25, 2002, pp.1–44）は、www.cdc.gov. でも見ることができる。

（2）シャーウィン・ヌーランドがセンメルヴェイスの話を次に書いている。*The Doctors' Plague : Germs, Childbed Fever, and the Strange Story of Ignac Semmelweis*（New York, Norton, 2003).

（3）ジョン・ロイドがベトナムでの飢餓を減らすためにスターニンのやり方を使った話は、D・ドルセーの "*Positive Deviant" in Fast Company*, November 2000, p.284 に依っている。ポジティブな逸脱については次のサイトを見てほしい。www.positivedeviance.org.

掃討作戦

（1）勤勉さの定義は、*Random House Unabridged Dictionary*（New York: Random House, 2006）によっている。

（2）WHOの撲滅作戦についての詳細は G. Williams : WHO: The Days of the Mass Campaigns. *World Health Forum* 9 (1998): 7–23. による。

（3）メジナ虫病に対する根絶キャンペーンはカーター・センターが中心となり、米国疾病予防管理センターとWHO、ビル・ゲイツ財団の資金を受けて行われており、ポリオ以外では唯一のグローバルなプログラムである。（参考 www.cartercenter.org）ポリオの場合と同様に人類にとっての大いなる望みである。この寄生虫は一時期、アフリカとアジアで蔓延し、年間二、三百万の感染者が出た。（この虫は、腹部で一メートルに成長し、痛みを伴いながら皮膚からゆっくりと出てくる。この二、三カ月の間、患者は何もできなくなる。）現在は、この虫はアフリカの一〇カ国程度に限定され、二〇〇五年の感染者は一万人だけだった。撲滅に成功するためには、ポリオと同じく、感染の細心の探索と予防のための追跡が必要である。

（4） www.polioeradication.org このサイトは、最新のポリオ症例数と発生の地図情報がある。

戦傷者

（1） 米国国防省は米国兵の死傷者の数を毎週、下記のサイトに公開している。http://www.defenselink.mil/news/casualty.pdf.

（2） 殺人率と医療との間の関係を最初に調べた研究——A.R. Harris, S.H.Thomas, G.A. Fisher, and D.J. Hirsch : Murder and Medicine: The Lethality of Criminal Assault, 1960–1999, *Homicide Studies* 6 (2002): 128–66.

（3） 戦傷者の数の歴史は、米国国防省の Principal Wars in which the United States Participated: U.S. Military Personnel Serving and Casualties, 2004 (http://web1.whs.osd.mil/mmid/casualty/WCPRINCIPAL.pdf) による。国防省のデータは、負傷の定義が変わっているため、不正確だと主張する専門家もいる（J.B. Holcomb, L.G. Stansbury, H.R. Champion, C. Wade, and R.F. Bellamy. *Journal of Trauma* 60 [2006]: 397–401）。もし、病院で何らかのケアを必要とした人を戦傷者と限定するならば、第二次世界大戦での負傷した米軍兵士の死亡率は、二三パーセント（陸軍のみのデータ）、朝鮮戦争で二三パーセント、ベトナム戦争では一六—二四パーセント。（ベトナムでの定義は依然、論争が続いている）。これらのデータは G. Beebe and M.E. DeBakey : *Battle Casualties: Incidence, Mortality, and Logistic Considerations* (Springfield: Charles C. Thomas, 1952), F.A. Reister: *Battle Casualties and Medical Statistics: U.S. Army Experience in Korea* (Washington: Department of the Army, 1973), R.F. Bellamy : Why Is Marine Combat Mortality Less Than That of the Army? *Military Medicine* 165 (2000): 362–67 に基づいている。この戦傷者の定義を使えば、湾岸戦争での米兵の負傷者の死亡率は二四パーセントである。イラクとアフガニスタンの戦争では、一二パーセント以下である。

（4） ロナルド・ベラミーの "Golden Five Minutes" についてもっと知りたければ、戦場外傷についての彼が書いた章を見て欲しい。*Military Medicine: Anesthesia and Pre-Operative Care of the Combat Casualty* (Washington: Department of the Army, Office of the Surgeon General, Borden Institute, 1994), pp.1–42.

裸

（１） イギリスにおける身体診察マナーの標準は、医学総会議（General Medical Council）の密接な診察についての報告書 Intimate Examinations（London: General Medical Council Standards Committee, December 2001）と王立産婦人科学会の Gynaecological Examinations: Guidelines for Specialist Practice（London: Royal College of Obstetricians and Gynaecologists, July 2002）を見て欲しい。

（２） 米国での診察時のマナーに関しては次の三報告に依拠した。医師の障害に関する特別委員会報告書「性的境界に関わる事象について」(Dallas: Federation of State Medical Boards of the United States, April 1996); C. E. Dehlendorf and S. M. Wolfe. "Physicians Disciplined for Sex-Related Offenses," *JAMA* 279（1998）: 1883–8; and J. A. Enbom and, C. D. Thomas, "Evaluation of Sexual Misconduct Complaints: The Oregon Board of Medical Examiners, 1991 to 1995," *American Journal of Obstetrics and Gynecology* 176（1997）: 1340–48.

（３） 患者から行った医学生に対する性的な行動のデータは、以下の文献を参照―― H.M. Schulte and J. Kay in *Academic Medicine* 69（1995）: 842–46.

医師が尽くす相手

（１） 米国の医療過誤制度についての詳細は、私の同僚であるデイビッド・スタッダート、ミッチェル・メロとトロイ・ブレナン（the Harvard School of Public Health）によっている。私自身も加わったことがある。他に、D.M. Studdert et al.: Negligent Care and Malpractice Claiming Behavior in Utah and Colorado, *Medical Care* 38（2000）: 250–60, Claims, Errors, and Compensation Payments in Medical Malpractice Litigation, *New England Journal of Medicine* 354（2006）: 2024–33 を見て欲しい。アメリカ医療過誤制度についての優れたレビューが以下にある。the American malpractice system are D.M. Studdert, M.M. Mello, T.A. Brennan : Medical Malpractice. *New England Journal of Medicine* 350（2004）: 283–292（こちらは短編である）そして、Tom Baker : *The Medical Malpractice Myth*（Chicago: University of Chicago Press, 2005）（こちらは大著である）

(2) 米国ワクチン障害補償プログラムについては、D. Ridgway, *the Journal of Health Politics, Policy, and Law* 24 (1999): 59-90 を見て欲しい。プログラムは下記のサイトにある。http://www.hrsa.gov/osp/vicp/.

(3) ニュージーランドの医療過誤制度の詳細は、以下の文献を参照── M. Bismark and R. Paterson in No-Fault Compensation in New Zealand, *Health Affairs* 25 (2006): 278-83.

医師の給料

(1) 医師が行う業務にかかる相対的な時間の評価についてのウィリアム・シャオの主な論文は次の二つである。W. Hsiao et al. : Resource-Based Relative Values: An Overview, *JAMA* 260 (1988): 2347-53, and W. Hsiao et al. : Measurement and Analysis of Intraservice Work, *JAMA* 260 (1988): 2361-70.

(2) ウイリアム・ウィークスによる医師がどれだけ働き、どの程度収入を得ているかの研究は、次の論文による。W. Weeks and A. Wallace : Time and Money: a Retrospective Evaluation of the Inputs, Outputs, Efficiency, and Incomes of Physicians. *Archives of Internal Medicine* 163 (2003): 944-48, and W. Weeks, A. Wallace : The More Things Change: Revisiting a Comparison of Educational Costs and Incomes of Physicians and Other Professionals. *Academic Medicine* 77, no.4 (2002): 312-19.

(3) 政府が把握している医療費の総額と、メディケアから見た数字は次のサイトに公開されている。www.cms.hhs.gov/NationalHealthExpendData/

(4) 平均的な労働と比較したときの医師の収入は以下のデレク・ボクの著作 *The Cost of Talent* (New York: Free Press, 1993)、および、Bertelsmann Foundation's International Reform Monitor (see www.reformmonitor.org) に依っている。

(5) 健康保険がないことによる、健康と経済上のエビデンスは次に詳細がある。Jack Hadley's : Sicker and Poorer. *Medical Care Research and Review* 60 (2003): 3S-75S.

死刑執行室の医師

(1) 米国地裁判事であるジェレミー・フォーゲルのマイケル・アンジェロ・モラレス対ロデリック・Q・ヒックマン

についての判決全文は、興味深く驚くほど読みやすい（No. C 06 219 JF; District Court, Northern District of California: February 14, 2006）。また、控訴審での判決も見て欲しい。ここでは、受刑者に対する速やかで痛みのない死を保証するためには、麻酔科医の参加が必要だとしている。（Michael Angelo Morales vs. Roderick Q. Hickman, No. CV 06 00926 JF; U.S. 9th Circuit of Appeals: February 20, 2006）.

（２）薬殺刑などの死刑の歴史はスティーヴン・トロンブレイの *The Execution Protocol: Inside America's Capital Punishment Industry*（New York: Crown, 1992）〔藤田真利子訳『死刑産業――アメリカ死刑執行マニュアル』作品社〕が詳しい。同様に、Ivan Solotaroff: *The Last Face You'll Ever See: The Private Life of the American Death Penalty*（New York: HarperCollins, 2001）も興味を惹くだろう。

（３）それぞれの異なった医療専門職における処刑に対する倫理規定は、次のようである。米国医学会の立場―― The American Medical Association's position was published in *JAMA* 270（1993）: 365–68, これはウェブサイトでも利用できる。www.ama-assn.org website. 矯正施設医師会の倫理規定は、http://www.corrdocs.org/about/ethics.html. 米国看護学会における死刑に対する参加についての意見表明―― http://nursingworld.org/readroom/position/ethics/prtetcptl.htm. 米国薬剤師会の方針―― policies related to the practice environment and quality of worklife issues, available at www.aphanet.org.

（４）現在の死刑に関する統計は死刑情報センターデータベースから得られる。Death Penalty Information Center Execution Database http://www.deathpenaltyinfo.org/executions.php.

（５）米国における医師の処刑への関与について大きな影響力があった研究報告書がある。Breach of Trust（Philadelphia: American College of Physicians and Physicians for Human Rights, 1994）.

（６）処刑への関与に関する倫理ガイドラインについて、医師がどの程度認識しているかについての調査結果は次からの引用である。N.J. Farber et al. in *Annals of Internal Medicine* 135（2001）: 884–88.

（７）国家の目的のために医学技術を用いようとする近年の米国政府の姿勢については次を見て欲しい。Stephen Miles : *Oath Betrayed: Torture, Medical Complicity, and the War on Terror*（New York: Random House, 2006）.

戦い

（1） ワトソン・ボウズ二世の未熟児に対する積極的な救命の研究は彼の同僚の M. Halgrimson, M.A. Simmons, *the Journal of Reproductive Medicine* 23（1979）: 245 を見て欲しい。

スコア

（1） 分娩についての正常な解剖、生理、過程、および異常分娩については次を参考にした。F.G. Cunningham et al., eds. : *Williams Obstetrics*, 22nd ed.（New York: McGraw-Hill, 2005）.

（2） 産科技術と合併症の歴史の詳細は、種々の論文によった。とくに J. Drife : The Start of Life: A History of Obstetrics. *Postgraduate Medical Journal* 78（2002）: 311–15 ; R.W. Wertz and D.C. Wertz : *Lying-In: A History of Childbirth in America*（New Haven: Yale University Press, 1989）; and D. Trolle : *The History of Caesarean Section*（Copenhagen: University Library, 1982）.

（3） 出産に関する現代のデータについて、たとえば、どのくらいの妊婦が胎児心電図や無痛分娩や陣痛促進剤などに頼っているかについては、以下の優れた論文がある―― E.R. Declercq et al. : Listening to Mothers: Report of the First National U.S. Survey of Women's Childbearing Experiences（New York: Maternity Center Association, 2002）.

（4） 周産期の母子の死亡率の歴史的データは、米国疾病予防管理センターによった。

（5） バージニア・アプガーの死から間もなくして、彼女の友人で同僚でもあるL・スタンレー・ジェームズが追悼を書いた。Fond Memories of Virginia Apgar. in *Pediatrics* 55（1975）: 1–4. 彼女の人生については次も詳しい―― A.A. Skolnick : Apgar Quartet Plays Perinatologist's Instruments. *JAMA* 276（1996）: 1939–40. アプガースコアの発展と重要性に関する論文―― M. Finster and M. Wood : The Apgar Score Has Survived the Test of Time. *Anesthesiology* 102（2005）: 855–57.

（6） ランダム化試験を各専門職がどの程度使っているかについての一九七九年のランキングは、ＥＢＭの父と言われるアーチー・Ｌ・コクランの文献に載っている。1931–1971: A Critical Review with Particular Reference to the Medical Profession, in G. Teeling-Smith and N. Wells, eds. : *Medicines for the Year 2000*（London: Office of Health Economics, 1979）.

(7) ワトソン・ボウズ二世とV・L・カッツは一九九四年に鉗子分娩について、帝王切開と比較したレビュー論文を出した——Operative Vaginal Delivery, in *Current Problems in Obstetrics, Gynecology, and Fertility* 17 (1994): 86. 一九七九年のオーストラリアでの研究は、二九六の鉗子分娩と一〇一の帝王切開と二〇七の自然経膣分娩を比較した。どの子どもも、五歳の時点で同じように成長し、IQや運動機能は一緒であった。(W.G. McBride, et al.: Method of Delivery and Developmental Outcome at Five Years of Age. *Medical Journal of Australia* 1, no.8 [1979]: 301-04.) 二、三の研究があり、そこでは、医師によっては鉗子を使うことでよりよい結果を出していた。UCLAで行われた三五八の鉗子分娩と四八六の帝王切開を比較した一九九〇年の研究によれば、新生児のアプガースコアと出産時外傷の率に差がなかった一方、鉗子分娩の方が母親に出血と合併症が少なかったことを示している。(R.A. Bashore, W.H. Phillips, Jr., C.R. Brinkman III: A Comparison of the Morbidity of Midforceps and Cesarean Delivery, *American Journal of Obstetrics & Gynecology* 162, no.6 [1990]: 1428-34.)

(8) 満期産における選択的帝王切開の便益とリスクにとっての包括的なレビューは、米国国立衛生研究所が二〇〇六年三月に出版している。www.nih.gov. It is entitled "National Institutes of Health State-of-the-Science Conference Statement: Cesarean Delivery on Maternal Request." See also H. Minkoff and F.A. Chervenak: Elective Primary Cesarean Delivery. *New England Journal of Medicine* 348 (2003): 946-50.

ベルカーブ

(1) 復員軍事援護局によって集積されたヘルニア整復におけるベルカーブの情報——R.J. Fitzgibbons et al.: Watchful Waiting vs. Repair of Inguinal Hernia in Minimally Symptomatic Men. *JAMA* 295 (2006): 285-92. 新生児ICUにおけるリスク調整治療成績は次から入手できる——Vermont Oxford Network Database (*Health Affairs* 23 (2004): 89). 顕微授精のセンター別成績は次で入手できる——www.cdc.gov/ART.

(2) 不運な死亡についての米国政府の興味深い調査——S.T. Mennemeyer, M.A. Morrisey, and L.Z. Howard's: Death and Reputation: How Consumers Acted upon HCFA Mortality Information. *Inquiry* 34 (1997):117-28.

(3) リロイ・マシューズの嚢胞性線維症治療の素晴らしい成績に関する論文——W.J. Warwick: Cystic Fibrosis: Nature and Prognosis. *Minnesota Medicine* 50 (1967): 1049-53; L.W. Matthews and C.F. Doershuk: Management-

Comprehensive Treatment of Cystic Fibrosis. *Minnesota Medicine* 52 (1969): 1506–14 ; and American Thoracic Society : The Treatment of Cystic Fibrosis: A Statement by the Committee on Therapy. *American Review of Respiratory Disease* 97 (1968): 730–34.

（4）遺伝と社会人口データ、治療プログラムの違いが嚢胞性線維症に与える影響について、ロードアイランド、プロバンスのハスブロ子ども病院、小児呼吸器科医で嚢胞性線維症専門医であるマイケル・S・シェクターほどの研究はない。とくに彼の論文を見て欲しい。Non-Genetic Influences on CF Lung Disease: The Role of Sociodemographic Characteristics, Environmental Exposures, and Healthcare Interventions. *Pediatric Pulmonology* 26 (2004): 82–85.

パフォーマンス

（1）米国においてマンモグラフィー検査が不十分であるというデータは以下の二つの論文から引用した——K.A. Phillips et al. : Factors Associated with Women's Adherence to Mammography Screening Guidelines. *Health Services Research* 33 (1998): 29–53, and K. Blanchard et al. : Mammographic Screening: Patterns of Use and Estimated Impact on Breast Carcinoma Survival. *Cancer* 101 (2005): 495–507.

（2）世界の人口における寿命の延長と疾病パターンの変化については以下を見よ——*the World Health Organization's The World Health Report 1999: Making a Difference* (Geneva: World Health Organization, 1999), and J.A. Salomon and C.J.L. Murray : The Epidemiologic Transition Revisited: Compositional Models for Causes of Death by Age and Sex. *Population and Development Review* 28, no.2 (2002): 205–28.

あとがき

（1）ポール・オースターのエッセー "Gotham Handbook" in *Collected Prose* (New York: Picador, 2003) は私の好みである。私の最初のアドバイスだけでなく、本章の構成と、天気について話すことの重要性はこのエッセーによっている。

（2）手術器具の置き忘れに関する研究は次による。*New England Journal of Medicine* 348 (2003): 229–35.

（3）ルイス・トーマスによる、ジョン・ザイマンの引用——"On Societies as Organisms" in *Lives of a Cell* (New York: Penguin, 1974).

謝辞

この本を書くにあたって欠かせない人物を挙げろと言われれば、私の研究アシスタントのアミ・カーレイジを一番に挙げる。質問には電光石火で答え、人間業とは思えないようなマルチ・タレントぶりを発揮してくれた。この三年間を他のことに使えば彼女にとってはもっとよかったはずだ。しかし、彼女が各章について下調べをしてくれたおかげで、この本は幅広く、そして正確なものになった。

アミが本に広さを与えたとすれば、私の妻、キャサリーン・ホブソンは深さを与えてくれた。私の成功と失敗を彼女は共有してくれた。本を書くように励まし、背中を押してくれて、わからなくなったり、混乱したりしたときに話し相手になってくれた。本を書けたのは日々の生活を共にする妻のおかげだ。

友人であるバークハード・ビルガーとヘンリー・ファインダー、マルコルム・グラッドウェル、デイビッド・シーガルにはとくに感謝している。私が知るなかでもっとも賢明な四人は、自分の時間とエネルギーを、この本の私のアイデアを磨くために惜しみなく使ってくれた。「ニューヨーカー」誌の私の担当編集者がヘンリーであったことは幸運だった。雑誌の記事として書きはじめた五章について助産師の役割をしてくれただけではない。彼は、文筆家としての私のキャリアにおけるもっとも身近な師匠だった。文筆家としてのキャリアにおいて欠かせない人物にデイビッド・レムニックがいる。彼のおかげで、外科医としてのキャリアと「ニューヨーカー」誌のスタッフ記者の仕事を両立することができた。雑誌に寄稿できるというチャンスが私にとってどういう意味があったかはとても語り尽くせない。

メトロポリタン書店の偉大なサラ・バーシュテルは *Complication* につづいて、本書の編集を担当してくれた。今では絶滅したと思われているような編集者である。文章とアイデアに深くこだわって、編集してくれた。サラの同僚である、リバ・ホッカーマンも有益な示唆を与えてくれた。二人があらゆる点でこの本をベターにしてくれたのである。

長年の友であるティナ・ベネットが、過去七年間、私の代理人として普通なら曖昧だとみなされるような契約のもとで働いてくれた。彼女の判断は完璧である。疲れというものを彼女は知らない。友人としてもそうだし、代理人としても自分の職務に対して賢明で忠実でありつづけた。

この本の数章は *New England Journal of Medicine* 誌の記事として書きはじめたものである。この雑誌のデブラ・マリナとグレッグ・カーフマン、スティーブ・モリシー、ジェフ・ドレイゾンには助言や励ましなどで支えてもらった。感謝している。

外科医の同僚たちの理解と支えがなければこの本を完成させることは不可能だった。とくに、ブリガム・ウイメンズ病院の外科部長であるマイケル・ジンナー、ハーバード・バンガード医療グループの一般外科部長であるスタン・アシュレー、そして、私の外科パートナーであるフランシス・ムーア、愛称〝チップ〟には感謝している。スーザン・クレイマーとシルパ・ラオ、ブリガム・ウイメンズ病院のケイティ・トンプソン、ハーバード大学公衆衛生学部のアーニー・エプスタイン、ヘンリーホルト出版のジョン・スターリングにもありがとうと言いたい。

最後になったが、この本のなかで登場してくれた患者さんと同僚には名前を出してくれた方、匿名の方を含めて深く感謝している。彼らの話を本で取り上げることを寛大にも許してくれた。これこそが、この本にとってもっともありがたい贈り物である。

訳者あとがき

ガワンデを知ったきっかけはScientific Americanのポッドキャストである。毎回、スティーブ・マースキーが時の人を呼んでインタビューする。ガワンデも二〇〇九年に「ニューヨーカー」誌二〇〇九年六月号に書いた“The cost conundrum”が米国雑誌賞を受賞し、インタビューに登場した。この記事を読んだ後、私もしばらく「ニューヨーカー」誌を買うようになったほど、インパクトのある記事だった。簡単に紹介しよう。経済的に似通った二つの米国のある地域で一人あたりのメディケア医療費に二倍の差がある。その背景には医師の行動パターンの違いがあった。ガワンデは病院経営者に直接会いに行き、話を聞く。外野からは患者を検査漬けにしているように見える経営者にもそれなりの理由がある。記事の中には、どこにも〝金儲け主義！〟と批判するようなニュアンスはない。一人一人の医師の医療上の工夫とちょっとした欲が医療費を二倍にさせていることが具体的に語られている。説得力があるのに、淡々としている。私は医療経済学に以前から興味があった。ガワンデの視点は私と似ていた。誰か一人の貪欲ではなく、医学の進歩と善意、そして大勢の小さな私欲が医療費の高騰を招くのだ。さらに読みたくなり、本書*Better*を買った。感想文を私のサイトのブログに載せた。それがみすず書房の旧知の編集者の目にとまり、この本になった。はじめて読んでから四年がたち、今、私が何を思うか書いてみることにしよう。

校正しながら気がついたことがある。今までにも分担翻訳まで含めれば翻訳書は数え切れないぐらい出している。今の私は、やりたくない仕事を一つあげろ、と言われたら、翻訳をトップに上げるぐらい、翻訳仕事が嫌いになった。同じ時間をかけるなら自分の本を書いた方がはるかに良い。校正はもちろん面白くない。校正は本質的に自分がやったことへのダメ出しである。しかし、この本の校正は違った。

初校を校正しながら、私は読まされた。読まされるという感じで、ついつい先はどうなるかと読みたくなるのである。すべては自分が翻訳した自分で書いた文章である。先がどうなるかも知っている。なのに読みたくなる。他でも書いている普段の日本語の文章もついこの本のスタイルに合わせたくなる。何かが他と違う。リズム感や臨場感のようなものと言えばいいのだろうか。構成の素晴らしさに唸った章を例に取り上げよう。

「スコア」は二つのストーリーが同時並行に語られている。エリザベス・ロークの三〇時間にわたる出産がどうなるのか、彼女の希望通り医療の手を借りず、自分の力だけで「森の中の小さな小屋で、妖精のような小人と一緒に出産を迎え」るのか、それとも徹底的に医療化され、麻酔されて手術室での帝王切開になるのか、時間刻みにその様子が語られている。並行して、産科医療の歴史が一六世紀のピーター・チェンバレンから二〇世紀のバージニア・アプガー、医師にとって好都合な予定帝王切開という一種不吉な事態まで語られている。本来はまったく関係のないこの二つの出来事が、綾織りのようにして絡みあう。その結果、産科医療の歴史が、今、子どもを生み出そうとしているエリザベス・ロークと赤ちゃんの運命にどう影響しているのかが読者に伝わってくる。ロークが一九世紀初頭に子どもを生もうとしていたならば、シャルロット王女と同じような運命を辿ったことを想像することは容易である。同時に、安全だからといって一部の国や病院のように半数以上の子どもが帝王切開で生まれることにも不自然さも感じるはずだ。

次に、この本が私に与えた影響について説明しよう。パフォーマンスのことである。医学・医療の進歩は新薬や医療機器、新技術の開発や普及だと思うのは一種の常識だろう。日本の精神医学も、この二〇年間、その意味では進歩があった。新規抗うつ薬や抗精神病薬、認知症薬が登場し、どこでも使われるようになった。精神科クリニックの数は倍以上に増えた。光トポグラフィーや経頭蓋磁気刺激法、認知行動療法などの新しい検査や治療法も登場した。うつ病の啓発が進み、発達障害など新しい病名が登場し、早期発見・早期治療が正しいとされて、患者は増えつづけている。私が以前にいた国立病院もそうである。僻地の老人病院に新しいＭＲＩスキャナが装備された。病院は常勤医師の確保に苦労していた。ＭＲＩを入れるのは医師探しよりも簡単なのである。一方、「パフォーマンス」でガワンデはこう言う。「こうした器械は近代医学のシンボルになっている。しかし、そのような考えが医学の成功の本質を見誤らせる原因になっている。医療機器を持っていても治療にはならない（中略）パフォーマンスを改善する科学こそが必要である」。精神科医の一員である私自身は自分のパフォーマンスをどうしているだろう？　私もガワンデと同じように強迫性障害などの不安障害の治療に関して、国内でも名医だと思っている。

私は向精神薬の治験に多く関わった。精神科治療のパフォーマンスについてどのような経験がもっとも自分に影響を与えたか？　と問われたら、私はプラセボ対照ランダム化比較試験だと答えるだろう。二重盲検試験とも呼ばれる。患者群をランダムに二、三群に割りつけ、そのうちの一群にはプラセボを飲ませるようにする。二重盲検という名は、試験が完全に終了するまで患者にも担当医にも誰がプラセボを飲んでいるかがわからないようにすることからきている。同意説明を取った後、中等度–重症の不安障害やうつ病の患者に八週間薬を飲ませ、何人かは見事に寛解する。これは絶対に本物の薬だと患者も私も思い込む。忘れたころに、結果が知らされる。薬は実はプラセボだった。一九九四年から、パニック障害や社交不安障害、強迫性障害、全般性不安障害に対して、二〇〇六年からうつ病に対してそれぞれプラセボ対照試験を経験した。今までに、プラセボで治療した患者は私自身だけでも五〇人を越える。プラセボでもパニック障害なら六、七割の患者が、うつ病でも五割ぐらいの患者が寛解する。社交不安障害や強迫性障害はこれよりも低い。効果はたしかに本物の薬より低いかもしれないが、プラセボには他にはないメリットがある。プラセボはどんな薬よりも安くて、副作用が少ない。プラセボでよくなった患者は中止しても再発しにくい。

私は認知行動療法も長く行っている。薬よりも効果があるとも思っていた。しかし、社交不安障害に対するプラセボ対照試験の結果は私にとって衝撃的だった。[*] それまで行っていた私の認知行動療法で治療された患者よりも抗うつ薬で治療された患者の方が治りがよかったのである。自分が間違っていたと思うほかない。この後、治験のデータを常に意識するようになった。せめてプラセボ群の治療成績よりも自分の治療成績が上まわっていなければ、私が治療したとは言えない。下まわったなら、むしろ悪化させたと言うべきだろう。そして上まわるか、下まわるかは、小さなちょっとした、しかし重要なタイミングでの大切なやりとりで決まるのである。

パニック障害の治験で、記憶に残る女性患者がいる。治験中は抗不安薬の服用は禁止である。ある夜、診療が終わってからもまだ私がクリニックに居残りしていたときに、彼女が電話をかけてきた。治験を始めて五週目ごろのことである。ひどいパニック発作が起こったので、前医でもらっていた発作止めの抗不安薬を飲んでもいいか? と聞いてきた。私は、構わないが、それでは治験を止めることになる、と伝えた。「発作に耐えられそうにないんです」。彼女のもつ不安を聞き返した。今度の発作が今までで最高にひどいものだと思っているらしい。しかし、パニック発作だとわかっていて、薬を飲む前に私に電話してきている。このことを誉めた。「でも、やっぱり治験も続けたいんです、ここまで発作止めも飲まずに頑張ってきたし」。

治験を続けるか、発作止めを飲むかは彼女の選択だと伝えた。彼女は治験を続けることを選択した。その後、発作は起こらず、一〇週後に予定通り、薬もやめ、その後も再発はなく、精神科を受診することはない。彼女のパニック障害は治ったのである。今も思う。その夜に彼女が電話をかけたとき、誰も電話を取らなかったら、あるいは私ではなく他の医師が出て、発作止めを飲めと指示したら、と。そうなったら、彼女は治験を止め、発作止めを飲み、きっと今も精神科を受診しつづけているだろう。

発作止めとして抗不安薬を頓服で出すことがメンタルクリニックの常識である。発作止めとはおかしな言葉である。風邪薬を「風邪止め」と呼ぶ人はいないだろう。風邪薬を飲んでも風邪の予防にはならない、対処療法でしかないことは誰でも知っている。抗不安薬もそうである。対処療法でしかない。しかし、メンタルクリニックはこれを好む。患者がずっと受診し続けてくれるからである。患者が少しはよくなっても、完全にはよくなることはなく、薬がないと不安になるからと、お馴染みさんになって何年と続けて通ってきてくれることほどクリニックとしてはありがたいことはない。しかし、プラセボよりも治療成績は悪いことになる。

最後にお願いがある。この本は医学生や研修医にぜひ読んで欲しい。この本の中にはさまざまな医師が登場する。読者はどんな医師になりたいか、教えて欲しい。序に登場するシニアレジデントは学生や研修医のあこがれだろう。「掃討作戦」のパンカージは渋い。バルクンディで母親を叱りつけた医者を怒鳴りつける場面が素敵だ。「戦傷者」のマーフィーは第三一CSHで「外科医としての最高の満足感を得るようになっていた」。「スコア」のアプガーは米国の切手の絵にもなっている。「ベルカーブ」のマシューズのように「うちの患者がどのくらい生きるか見てみたいが、大半の患者は私の葬式に来るだろうね」なんて人前で堂々と言えたら、医者冥利につきるだろう。「パフォーマンス」のモトワのように発展途上国で外科技術を極めるのも悪くない。一方、センメルヴェイスやチェンバレン一族はどうだろう。後世に名を残しているが、諸手を挙げて賛成もできない。「医師が尽くす相手」のリードやラング弁護士、「死刑執行室の医師」のムッソになりたい、と思う人はまずいないだろう。「医師の給料」でパリロのお世話になっている医師も大変そうだ。日本は米国ほどには訴訟や診療報酬制度、処刑が進化していないことを感謝するほかない。後は、ガワンデのようにライターと外科医の二足のわらじもいいだろう。そしてもし、そうなりたいと少しでも思うなら、ガワンデの他の著作を読んで欲しい。英語のままで。なぜなら、彼は賞をとっているが、訳者はとっていないからだ。

原井宏明

＊ 原井宏明、岡嶋美代、中島俊「社会不安障害の薬物療法――臨床試験と一般臨床の違い・認知行動療法との併用」臨床精神医学、三六巻一二号、一二二四―一二三八頁、二〇〇七年。

著 者 略 歴

(Atul Gawande, 1965－)

ブリガムアンドウィメンズ病院勤務，ハーバード大学医学部・ハーバード大学公衆衛生大学院教授．全世界の外科手術の安全性向上を目指すNPO法人Lifeboxとアリアドネ研究所の技術革新センターの部長を務めている．「ニューヨーカー」誌の医学・科学部門のライターを務め，執筆記事はベスト・アメリカン・エッセイ2002に選ばれる．2010年に「タイム」誌で「世界でもっとも影響力のある100人」に選出されている．著書 *Complications: A Surgeon's Notes on an Imperfect Science*（Picador 2003；『予期せぬ瞬間』みすず書房 2017）*The Checklist Manifesto: How to Get Things Right*（Metropolitan Books 2009；『アナタはなぜチェックリストを使わないのか？』晋遊舎 2011）*Being Mortal: Medicine and What Matters in the End*（Metropolitan Books 2014；『死すべき定め』みすず書房 2016）．

訳 者 略 歴

原井宏明〈はらい・ひろあき〉 原井クリニック院長，株式会社原井コンサルティング＆トレーニング代表取締役．精神保健指定医．日本認知・行動療法学会代議員・専門行動療法士．MINTメンバー．日本動機づけ面接協会代表理事．1984年岐阜大学医学部卒業，ミシガン大学文学部に留学．国立肥前療養所精神科，国立菊池病院精神科，医療法人和楽会なごやメンタルクリニックを経て現職．著書『対人援助職のための認知・行動療法』（金剛出版 2010）『方法としての動機づけ面接』（岩崎学術出版社 2012）『図解 やさしくわかる強迫性障害』（共著 ナツメ社 2012）『「不安症」に気づいて治すノート』（すばる舎 2016）ほか多数．訳書 ガワンデ『死すべき定め』（みすず書房 2016）ほか多数．

アトゥール・ガワンデ
医師は最善を尽くしているか
医療現場の常識を変えた11のエピソード
原井宏明訳

2013年7月19日　第1刷発行
2020年9月1日　第8刷発行

発行所　株式会社 みすず書房
〒113-0033 東京都文京区本郷2丁目20-7
電話 03-3814-0131(営業) 03-3815-9181(編集)
www.msz.co.jp

本文組版　キャップス
本文印刷・製本所　中央精版印刷
扉・表紙・カバー印刷所　リヒトプランニング

ISBN 978-4-622-07768-8
[いしはさいぜんをつくしているか]